VAK CONCEPT

Frank Liebke

MSM –
eine Supersubstanz
der Natur

Hilfe bei Schmerz, Entzündung und Allergie

Illustriert von Christian Bob Born

VAK Verlags GmbH
Kirchzarten bei Freiburg

Vorbemerkung des Verlages

Dieses Buch dient der Information über Methoden der Gesundheitsvorsorge und Selbsthilfe. Wer sie anwendet, tut dies in eigener Verantwortung. Die Aussagen in diesem Buch wurden vom Autor sorgfältig recherchiert und erprobt. Sie ersetzen aber keinesfalls eine ärztliche Diagnose mit therapeutischer Beratung. Autor und Verlag beabsichtigen nicht, Diagnosen zu stellen oder Therapieempfehlungen zu geben. Ernsthafte gesundheitliche Beschwerden erfordern professionelle medizinische Behandlung. Autor und Verlag übernehmen keine Verantwortung für eventuelle Probleme, die aus einer unprofessionellen Selbstbehandlung entstehen können.

Bibliografische Information der Deutschen Nationalbibliothek

Die Deutsche Nationalbibliothek verzeichnet diese Publikation in der Deutschen Nationalbibliografie; detaillierte bibliografische Daten sind im Internet über http://dnb.d-nb.de abrufbar.

VAK Verlags GmbH
Eschbachstraße 5
79199 Kirchzarten
Deutschland
www.vakverlag.de

8. Auflage: 2010
© VAK Verlags GmbH, Kirchzarten bei Freiburg, 2001
Illustrationen: Christian Bob Born, Freiburg
Umschlag: Hugo Waschkowski, Freiburg
Satz und Druck: Himmer AG, Augsburg
Printed in Germany
ISBN: 978-3-932098-78-9

Inhalt

Vorwort

Vieles ist über die segensreichen Wirkungen der Mineralstoffe und ihrer Verbindungen im menschlichen Körper erforscht und bekannt geworden. Wir wissen heutzutage mehr denn je darüber, *welche* Mineralstoffe in *welchen* Mengen unter *welchen* Umständen wozu im Körper benötigt werden und *welche* Konzentrationen der Mineralien gegebenenfalls schädliche Nebenwirkungen nach sich ziehen. Im Mittelpunkt der Forschung stehen bis heute aber nur eine begrenzte Zahl von Mineralstoffen. Zur „Mineralstoffprominenz", der viel Aufmerksamkeit geschenkt wird, zählen vor allem Calcium und Magnesium, aber auch Natrium, Kalium, Zink, Fluor, Jod und Selen.

Ungeachtet der geringeren Aufmerksamkeit, die dem Mineral Schwefel bislang zuteil geworden ist, spielt dieses Mineral mit seinen organischen Verbindungen eine essenzielle Rolle im Stoffwechsel des Menschen.

Eine organische Schwefelverbindung aus der Natur, das Methyl-Sulfonyl-Methan, kurz MSM, gewinnt in den USA seit Jahren bei der erfolgreichen biologischen Behandlung von einer ganzen Reihe verschiedener akuter und chronischer Erkrankungen zunehmend an Bedeutung. Es hat in den USA schon lange den Status einer modernen Alternativtherapie überwunden und ist dort zumindest in anerkannten naturheilkundlichen Praxen zum festen Bestandteil verschiedenster sanfter therapeutischer Strategien gegen Schmerz, Entzündung und andere Leiden avanciert.

Ich bin dem Verlag VAK dankbar, dass er mir die Möglichkeit gibt, über die vielfältigen wunderbaren Wirkungen von MSM zu

berichten und damit einen wesentlichen Beitrag zum Bekannt-
werden der Schwefelverbindung im deutschsprachigem Raum zu
leisten.

Was ist MSM?

MSM-Steckbrief

MSM ist, wie bereits erwähnt, die Abkürzung für Methyl-Sulfonyl-Methan. In wissenschaftlichen Arbeiten chemischer, pharmazeutischer und medizinischer Fakultäten ist die Bezeichnung Di-Methyl-Sulfon (DMSO2) als Synonym für MSM gebräuchlicher.

MSM ist eine von der Natur produzierte organische[1] Schwefelverbindung, die in Pflanzen, allen Wirbeltieren und auch im Menschen natürlicherweise vorkommt. Das reine MSM bildet ein weißes wasserlösliches, kristallines Pulver. In Wasser oder Fruchtsaft aufgelöst, entwickelt MSM einen leicht bitteren Geschmack.

Das Zentrum eines MSM-Moleküls wird von Schwefel gebildet. MSM ist eine der wichtigsten natürlichen Schwefelverbindungen und hat einen bedeutenden Anteil am Kreislauf des Schwefels in der Natur.

Der Kreislauf des Schwefels in der Natur

Durch beständige Erosionskräfte nimmt der Schwefelgehalt der Böden fortwährend ab. Leben, wie wir es kennen, wäre ohne Schwefel undenkbar. Wissenschaftler fanden heraus, dass das Festland durch Ausschwemmung von Sulfationen in Flüsse

---

[1] *Organisch* bedeutet ursprünglich „der belebten Welt entstammend". Chemisch betrachtet enthalten organische Stoffe immer Kohlenwasserstoff. Heutzutage wird der Begriff „organisch" in der Chemie auch auf künstlich synthetisierte Kohlenstoffverbindungen angewendet, die nicht von der belebten Natur hergestellt wurden.

stetig an Schwefel verliert. Die Aufnahme des Schwefels durch Pflanzen, die natürliche Verwitterung von schwefelhaltigem Gestein und die Verbrennung fossiler Stoffe mit Freisetzung von Schwefelgasen reichen nicht aus, um die Millionen Tonnen Schwefel, die in die Meere abtransportiert werden, auch nur halbwegs zu kompensieren. Erst seit wenigen Jahren ist es Forschern gelungen, den Kreislauf des Schwefels zu erkennen und in seiner Bedeutung für das Weltklima zu würdigen.

In den Weltmeeren, die etwa zwei Drittel der Erdoberfläche bedecken, entziehen verschiedene Algenspezies und andere Meeresbewohner dem Wasser Schwefel und bilden in Massen die organische Verbindung Dimethylsulfid (DMS), einen engen Verwandten des MSM. Spätestens mit dem Tod der Meereslebewesen wird dieses DMS gasförmig an das Meer abgegeben und erscheint in großen Mengen an der Meeresoberfläche. Hier reagiert es unter UV-Bestrahlung und Sauerstoff teilweise zu DMSO (Di-Methyl-Sulfoxid) und MSM. Diese Schwefelverbindungen bilden rasch so genannte „Kondensationskerne", die Wasserdampf binden und für die Wolkenbildung verantwortlich sind. Das Abregnen der Wolken über dem Festland schließt den Kreislauf und führt den Böden erneut Schwefel zu. Dies geschieht zu etwa 85 Prozent in Form der drei organischen Schwefelverbindungen: DMS, DMSO und MSM.

Existierte dieser Mechanismus zur Rückkehr des Schwefels vom Meer zum Land nicht, würde allen Landlebewesen bald dieses lebensnotwendige Mineral fehlen. Pflanzen nehmen die drei genannten Schwefelverbindungen mit der Nahrung aus dem Boden auf und konzentrieren sie um ein Vielfaches in ihrem Organismus. Werden die Pflanzen gefressen, so gelangt der Schwefel in den Organismus der Tiere und Menschen. Über deren Exkremente oder nach Absterben der Pflanzen wird er wieder frei und gelangt erneut in den Boden, von wo aus er seinen Weg in die

Meere zurück antritt. Der Kreislauf schließt sich ... und beginnt von Neuem.

Der Mensch deckt seinen täglich notwendigen Bedarf an organisch gebundenem Schwefel, wie MSM, natürlicherweise aus frischem Obst und Gemüse sowie frischem Fleisch und frischen Meeresfrüchten. Dr. Robert Herschler, ein amerikanischer Pionier auf dem Gebiet der MSM-Forschung, bemerkt dazu einschränkend, dass jede Form von Weiterverarbeitung frischer natürlicher Nahrungsmittel ihren Gehalt an MSM mindert. Es verwundert also wenig, dass die tägliche Ergänzung der Nahrung mit MSM für viele Menschen bekömmlich ist und der Gesundheit dient.

Wozu Schwefel dient

Schwefel ist ein unverzichtbares mineralisches Element des menschlichen Stoffwechsels. Der molekulare Aufbau und die Funktion von Hormonen, Enzymen (zum Beispiel zur Entgiftung in der Leber), Proteinen des Immunsystems und anderen Eiweißverbindungen sowie die Struktur und Festigkeit des Knorpels, der Haut und ihrer Anhangsgebilde (Nägel, Haare) sind unmittelbar abhängig vom Gehalt an Schwefel und seinen Verbindungen.

Der Mensch nimmt Schwefel mit tierischer und pflanzlicher Nahrung in unterschiedlichen Mengen auf. MSM ist einerseits eine wichtige Quelle für organischen Schwefel, der beispielsweise direkt dem Aufbau wichtiger schwefelhaltiger Aminosäuren im Körper dient, und besitzt andererseits eigene interessante Wirkungen, wenn wir die oben genannte Substanz als Nahrungsergänzung verwenden.

Kleine Schwefelkunde

Entdeckung und Geschichte

Die vielleicht älteste Erwähnung des Schwefels findet sich in der Bibel: „Da ließ der Herr Schwefel und Feuer vom Himmel auf Sodom und Gomorra herabfallen. Er vernichtete die beiden Städte und die ganze Gegend, ihre Bewohner und alles, was dort wuchs." (1 Mose 19, 24–25)

In der Geschichte der Menschheit wird es den Chinesen zugeschrieben, als erstes Volk dem Geheimnis des Schwefels für Feuer und Explosion auf die Spur gekommen zu sein: Sie erfanden vor etwa 1000 Jahren das Schwarzpulver, ursprünglich um in friedlicher Absicht Feuerwerke zu machen. Neben viel Holzkohle werden dazu etwa 10 Prozent Schwefel benötigt. Auch der Kopf von Streichhölzern zündet nur aufgrund seines Schwefelgehalts.

Da die Mittelmeerregion besonders reich an Schwefelvorkommen ist, befassten sich die Römer und Griechen schon früh mit der gezielten Nutzung dieses Stoffes. So geht die Ausräucherung der hölzernen Fässer (um Wein lagern zu können) auf alte römische Traditionen zurück. Die Griechen und Römer nutzten Schwefelquellen ebenfalls bereits früh, um Rheumakranken Heilung und Linderung zu verschaffen. Ende des 18. Jahrhunderts beschrieb der französische Chemiker A. L. de Lavoisier den einzigartigen Charakter von Schwefel als chemisches Element. Im 19. Jahrhundert gelang die erste Vollnarkose mit Hilfe von Schwefeläther.

Dem 20. Jahrhundert waren schließlich die wesentlichen Durchbrüche im Bereich der medizinischen Anwendung von Schwefel vorbehalten. So wurden schwefelhaltige Medikamente (zum Beispiel Sulfonamide und Lotionen und Pasten bei Hautkrankheiten) entwickelt und die Bedeutung des Schwefels für den menschlichen Organismus, etwa bei der körpereigenen Erzeugung und Wirkung von Hormonen, Zug um Zug entschlüsselt. MSM ist jedoch nicht nur Ergebnis neuerer Erkenntnisse medizinischer Forschung. Es ist der Beharrlichkeit einiger amerikanischer Mediziner zu verdanken, die trotz stimmgewaltiger Gegner mit Erfolg auf die positiven Wirkungen der organischen Schwefelverbindungen DMSO und MSM hingewiesen haben.

Schwefel kommt also in vielen verschiedenen Verbindungen vor, aber im Vergleich mit anderen ist nur MSM eine natürliche Schwefelverbindung (wie sie auch in unserer Nahrung vorkommt) und kann als tägliche Ergänzung der Ernährung genutzt werden.

Schwefel im menschlichen Körper

Trotz der Bedeutung des Schwefels als wichtiges Grundelement des menschlichen Stoffwechsels hat sich eine regelmäßige Messung des Schwefels (etwa vergleichbar mit der von Magnesium oder Calcium) im Serum oder Vollblut in der Medizin nicht etablieren können. Wahrscheinlich hängt es damit zusammen, dass Schwefel in hohem Maße gebunden im Körper vorkommt. Nägel, Haare und Knorpelsubstanz weisen eine hohe Schwefelkonzentration auf. Wissenschaftler schätzen, dass im menschlichen Organismus insgesamt etwa 150 Gramm Schwefel vorliegen. Schwefel ist ein chemisches Element mit essenzieller Bedeutung für den Menschen:

1. Es ist entscheidend am Aufbau des Kollagens beteiligt, das als Gerüstprotein im Körper für Festigkeit und Struktur des Bindegewebes, der Sehnen, des Knorpels und der Knochen zuständig ist. Ohne Kollagen wäre der Mensch ein formloser Zellhaufen.

2. Die Bildung von Kreatin im Körper ist unmittelbar abhängig von Schwefel. Nägel bestehen zu 98 Prozent aus Kreatin. Und auch sein Anteil im Haar liegt hoch. Gesunde, feste Nägel, elastische faltenlose Haut und dickes, glänzendes Haar haben ihren Ursprung in einem funktionstüchtigen Schwefelstoffwechsel.

3. Einige Vitamine wie Vitamin C, Biotin und Vitamin B_1 werden über eine Reaktion mit Schwefel aktiviert.

4. Der Eiweißstoffwechsel des Menschen ist in hohem Maße von Schwefel abhängig. Die schwefelhaltigen und für die Entgiftung in der Leber so wichtigen Aminosäuren Cystin und Cystein sowie Methionin tragen als zentralen Baustein ein Schwefelatom. Zahlreiche Enzyme, Hormone und das Immunglobulin M (IgM) des Abwehrsystems werden direkt unter Hinzuziehung von Schwefel im Körper hergestellt.

Schwefelmangel und Schwefelüberschuss
Ein Überschuss an Schwefel aus der Nahrung ist in der Medizin unbekannt. Dem Menschen kann allerdings die Aufnahme *bestimmter Schwefelverbindungen* gefährlich werden, so das Einatmen von Schwefeldioxid (SO_2) oder eine zu hohe Zufuhr schwefliger Säure (H_2SO_3). Es wird vermutet, dass Schwefelmangel Haar- und Nagelwachstumsstörungen verursachen kann und eine Rolle bei der Entstehung von Arthrosen spielt.

Auf die Verbindung kommt es an!
Der Mensch nimmt Schwefel hauptsächlich in Form von organischen Verbindungen auf. Unter ihnen sind die bereits genannten schwefelhaltigen Aminosäuren Cystein, Cystin und Methionin als Bestandteil von Nahrungsproteinen besonders hervorzuheben. Mein Hinweis auf die essentielle Notwendigkeit von Schwefel für den menschlichen Organismus darf jedoch keinesfalls dazu ver-

leiten anzunehmen, dass Schwefel in jeder Form gesund ist. Wie die Beispiele des Schwefeldioxids und der schwefligen Säure klar erkennen lassen, gibt es *Schwefelverbindungen, die keineswegs unbedenklich sind!* Schwefelhaltige Schädlingsbekämpfungsmittel, wie das E605 oder die gefährliche Blausäure (Cyanid) sind weitere Beispiele für toxische Schwefelverbindungen.

MSM dagegen gehört zu den am häufigsten vorkommenden organischen Schwefelverbindungen, die der Mensch mit vor allem frischer, vitalstoffreicher Nahrung auf natürliche Weise regelmäßig aufnimmt beziehungsweise aufnehmen sollte. Es zusätzlich einzunehmen entspricht einer Ergänzung der Nahrung mit Schwefel in einer natürlichen, organischen Verbindung. Diese „gesunde Form des Schwefels" wird im Körper nicht zu einer schädlichen Schwefelverbindung umgewandelt. Eindeutige Dosierungsempfehlungen zur Nahrungsergänzung mit MSM werde ich in einem späteren Kapitel geben (siehe Seite 62 f.). Ich darf jedoch vorwegschicken, dass ernsthafte Nebenwirkungen bei höheren Dosierungen nicht bekannt sind. In einem wissenschaftlichen Tierversuch an der Medizinischen Hochschule Hannover aus dem Jahre 1989 zu Untersuchungen über die Bildung bestimmter Mengen von DMSO und MSM in der Leber, bezeichneten die Forscher beide als „wasserlösliche und ungiftige Substanzen".

Natürlich gilt auch für Schwefel der bekannte Ausspruch von Paracelsus, dass die Dosis das Gift mache. Dieser Grundsatz ist noch immer allgemein gültig und trifft auf alle Stoffe zu, mit denen der Mensch in Kontakt tritt. Zusätzlich gilt aber auch: Schwefel ist nicht gleich Schwefel – auf die chemische Verbindung des Schwefels kommt es an! MSM ist *die* Formel für Schwefel aus der Natur.

DMSO – wie alles anfing

DMSO galt in den 1950er- und 1960er-Jahren als das „Aspirin des 21. Jahrhunderts". Es wurde von Wissenschaftlern und Ärzten gleichermaßen als „Schmerzkiller" bei Rheuma gefeiert. Ihm wurde eine große Zukunft in der Medizin vorhergesagt. Noch bevor es jedoch sein weites, wunderbares Wirkprofil unter Beweis stellen konnte, wurde es auf verhängnisvolle Weise vom Ergebnis eines Tierversuchs gestoppt, das Augenschäden bei seiner Anwendung befürchten ließ. DMSO verschwand also in der Versenkung und blieb dort merkwürdigerweise, obwohl es in späteren Untersuchungen vollständig vom Vorwurf der Augenschädlichkeit freigesprochen werden konnte. Die Ergebnisse jenes Tierversuches waren hinsichtlich der für den Menschen notwendigen Dosis fehlinterpretiert worden. Spätere Versuche am Menschen bewiesen eindeutig, dass selbst eine direkte lokale Anwendung keine Schäden am menschlichen Auge nach sich zieht. Auch der Nachweis, dass eine 50-prozentige Lösung (über sieben Jahre am Auge angewendet) keine Nebenwirkungen erzeugte, vermochte seine einstmals steile Karriere nicht neu zu starten.

Dass die intensive Forschung zeitweise brachlag, hatte auch etwas Gutes: Es förderte die Suche nach ähnlich wirkungsvollen Stoffen aus der Reihe der natürlichen organischen Schwefelverbindungen. Mit der Entdeckung von MSM wurden die Forscher schließlich belohnt.

Ehe wir uns ganz MSM zuwenden, möchte ich über DMSO berichten. Für die Therapeuten unter den Lesern lohnt es sich unbedingt, etwas über diese Substanz zu erfahren und es gegebenenfalls anzuwenden. Die übrigen Leser möchte ich ermutigen, ihre Behandler danach zu fragen oder sie anzuregen, sich selbst kundig zu machen. Die Schwefelverbindung wird in weiten Kreisen der amerikanischen alternativen Medizin und Sportmedizin mit großem Erfolg angewendet und ist in Deutschland noch viel zu unbekannt. Einzig im Gel eines renommierten pharmazeutischen Unternehmens findet es schon seit vielen Jahren bei Sportverletzungen äußerlich Anwendung.

Grundsätzlich gibt es zahlreiche Übereinstimmungen in der Wirkung der „Geschwister" DMSO und MSM.

Herkunft und Gewinnung

DMSO wurde bereits im Jahre 1866 in Russland von Dr. Alexander M. Saytzeff entdeckt. Allerdings dauerte es bis zum Anfang der 1950er-Jahre, dass britische Wissenschaftler seine erste Anwendung beim Gefrierschutz für Knochenmark und Blutzellen beschrieben. Gleichzeitig entwickelte die Papierindustrie ein zunehmendes Interesse an dieser Substanz, als bekannt wurde, dass die Flüssigkeiten, die beim Verarbeiten von Holz zu Papier in großen Mengen frei wurden, sehr viel DMSO enthielten. Bald konnte es eine Reihe positiver Wirkungen wie schnelle Schmerzlinderung und Wundheilungsbeschleunigung unter Beweis stellen, so dass es die medizinische Forschung mehr und mehr zu interessieren begann. Bis heute sind viele tausend Studien zum diesem Thema veröffentlicht worden, die alle sehr interessante Wirkungen bei den verschiedensten Gesundheitsstörungen aufzeigen. Keine einzige Studie läßt toxische Wirkungen am Menschen erkennen.

Neben seiner Gewinnung in der Papierindustrie wird DMSO in heutiger Zeit auch auf chemisch reine Weise künstlich synthetisiert.

Definition und Wirkungsweise

DMSO ist die chemische Kurzbezeichnung für **Dimethylsulfoxid**. Wie MSM liegt es physiologisch im Körper vor. Es wird von Pflanzen aufgenommen beziehungsweise synthetisiert und gelangt mit der Nahrung in den Organismus. Bei Zimmertemperatur bildet es eine klare, farblose, leicht ölige Flüssigkeit, die bei Temperaturen unter 18 Grad Celsius langsam erstarrt, jedoch durch Erwärmung wieder leicht verflüssigt werden kann. Es besitzt einen charakteristischen leicht knoblauchähnlichen Geruch und entwickelt auf der Zunge einen bitteren Nachgeschmack, der manche Menschen an Knoblauch oder Austern erinnert. Knoblauch und Austern beinhalten bekanntlich einen gewissen Schwefelanteil, vermutlich auch in Form von MSM und DMSO.

Ein Lösungsmittel besitzt die Eigenschaft, andere Substanzen zu lösen beziehungsweise aufzulösen. Wasser wird als „universelles Lösungsmittel" bezeichnet, obwohl sich bekanntermaßen nur anorganische Stoffe wie Salze im Wasser auflösen lassen. Auf der anderen Seite ist vom Alkohol bekannt, dass sich organische Materialien wie Öle sehr gut in ihm lösen. Als einzigartiges so genanntes „bipolares" Lösungsmittel vermischt sich DMSO mit Wasser *und* Ölen, es ist also fettlöslich und wasserlöslich zugleich! So kann es von der Haut sehr schnell resorbiert werden und zieht tief ein. Dabei fungiert es auch als „Carrier": Es transportiert andere heilende Stoffe zum Wirkort in die Tiefe des Gewebes und verstärkt die Wirkung dieser Stoffe erheblich. Diese Schwefelverbindung selbst besitzt unter anderem schmerzlindernde, entzündungshemmende und kapillarabdichtende Wirkung.

Unterschiede und Gemeinsamkeiten zweier „Geschwister"

DMSO ist eine leicht ölige Flüssigkeit, die sich in Verdünnungen sehr gut äußerlich anwenden lässt und auch hervorragend zu Mischungen mit anderen Stoffen oder Gelzubereitungen verarbeitet werden kann. In Studien wurde es mit Erfolg intravenös bei Patienten mit Schädel-Hirn-Trauma angewendet. Getrunken werden verdünnte DMSO-Lösungen in aller Regel nicht.

MSM ist ein kristallines Pulver, das in Kapselform geschluckt wird oder auch nach Auflösung des Pulvers in Wasser oder Fruchtsaft getrunken werden kann. Die äußerliche lokale Anwendung einer solchen Lösung ist in der Medizin bekannt und unter ärztlicher Anleitung möglich. MSM könnte sich zur leichter anzuwendenden oralen Variante des DMSO entwickeln.

Die enge Verwandtschaft von DMSO und MSM zeigt sich auch darin, dass Ersteres teilweise zu Letzterem oxidiert wird, sobald es in den Körper gelangt. MSM entsteht als geruchloses Stoffwechselprodukt aus DMSO. Möglicherweise sind die positiven Wirkungen von DMSO auch auf dessen Umwandlung zu MSM zurückzuführen. Bei den nun folgenden Betrachtungen über die viel versprechenden Wirkungen von DMSO ist davon auszugehen, dass sie sich zumindest zum Teil mit denjenigen des MSM decken.

Verschiedene Wirkungen

Eindringen in die Haut
Seine Fähigkeit, tief und schnell in die Haut einzuziehen, zählt sicherlich zu jenen Eigenschaften, die DMSO in Fachkreisen geradezu „berühmt" gemacht haben. Sicherlich, auch andere Substanzen sind in der Lage, die Haut als natürliche Barriere zu überwinden. Es ist jedoch bislang nur für DMSO bewiesen, dass dieses tiefe Einziehen in die Haut ohne Beschädigung der natürlichen Beschaffenheit der Hautzellen geschieht und dass die Haut in keiner Weise unter negativen Folgen zu leiden hat.

Auf dem Weg in die Tiefe des Gewebes ist DMSO in der Lage, andere Wirksubstanzen „huckepack" zu nehmen und mit ihnen gemeinsam zum Ort des Traumas vorzudringen. In diesem Zusammenhang wird immer wieder behauptet, dass über die äußerliche Anwendung von DMSO auch Bakterien und Viren ins Gewebe eindringen könnten, aber: Bakterien und Viren sind zu groß, als dass sie mit transportiert werden könnten. Nur solche Stoffe, die bei genügend langer Zeit auf der Haut auch aus sich selbst heraus die obersten Schichten der Haut überwinden können, werden also beim Einziehen unterstützt. DMSO ist bei lokaler Anwendung auf der Haut oberflächen- und tiefenwirksam.

Schmerzhemmende Wirkung
Schmerz kann grundsätzlich in zwei unterschiedliche Kategorien eingeteilt werden: akuter Schmerz und chronischer Schmerz.

Bei Sportverletzungen hilft DMSO oft schon in den ersten Minuten und lindert den Schmerz nachhaltig. Die äußerliche Anwendung bei chronischen Schmerzen, zum Beispiel bei Arthrose, lindert den Schmerz dagegen oft erst nach einigen Tagen. Die Substanz entwickelt keine Nebenwirkungen wie Müdigkeit, Übelkeit, Verstopfung, trockener Mund oder Herzrasen, die bei klassischen Schmerzmitteln leider oft beobachtet werden. Trotz Schmerzhemmung bleibt bei ihrer Anwendung das Gefühl für die geschädigte Region erhalten. Durch Vermeidung vorzeitiger Belastung wird es unwahrscheinlicher, dass der Schmerz wieder auftritt.

Entzündungshemmende Wirkung
Die akute Entzündung geht oft mit Schwellung, Schmerz, Rötung und Erwärmung einher, während man bei der chronischen Entzündung oft Rötung und Erwärmung der betroffenen Region vermisst. Typische Folge beider Entzündungsvarianten ist der Funktionsverlust. Grundsätzlich sind die Entzündungsreaktionen des Körpers sinnvoll zur Bekämpfung von Schädigungen jedweder Art. Allerdings neigt die Entzündung leicht dazu, sich in gewisser Weise selbst zu unterhalten. DMSO verbessert die Durchblutung der großen Blutgefäße und reduziert gleichzeitig die Mikrozirkulation in den kleinsten Gefäßen und Kapillaren.

Das verhindert übermäßige Schwellung und Ödembildung im traumatisierten Gewebe, fördert zugleich den Abtransport schädlicher Stoffwechselprodukte vom Ort der Verletzung sowie die Versorgung mit Sauerstoff und verschiedenen Bausteinen zur Reparatur.

Antibakterielle Wirkung
Mikrobiologen wiesen in Versuchen nach, dass eine 35-prozentige Lösung von DMSO das Wachstum verschiedener Bakterien und Pilze hemmen kann. Außerdem erwiesen sich Antibiotika in seiner Anwesenheit bis zu 200-mal effektiver gegen Infektionen wie Tuberkulose.

Muskelentspannung
Oftmals beobachteten Mediziner nach Sportverletzungen Muskelverhärtungen oder Muskelkrämpfe. Die Erfahrung zeigt einen Rückgang dieser Beschwerden bei dünner, aber großflächiger Anwendung von DMSO über dem traumatisierten Muskel/Gebiet.

Unterstützung des Immunsystems
Die Wirkungsweise von DMSO auf das Immunsystem ist noch sehr hypothetisch: Wenn das Immunsystem aus seinen Fugen gerät, können schwere Erkrankungen wie Krebs, AIDS und rheumatoide Gelenkentzündungen entstehen. Bei diesen Erkrankungen erwies sich die Anwendung von DMSO häufig als vorteilhaft. Gemeinsam mit einem erfahrenen Arzt könnte ein Behandlungsversuch bei diesen Erkrankungen erwogen werden.

Wirkung bei bestimmten gesundheitlichen Störungen und Problemen

Sowohl DMSO als auch MSM sind keine Allheilmittel! Dennoch lohnt es sich, einen Überblick über mögliche Indikationen zu gewinnen, da Ersteres im Einzelfall wertvolle Unterstützung zur Wiedererlangung von Wohlgefühl und Gesundheit leisten kann.

Gelenkentzündungen

Gelenkentzündungen können viele verschiedene Ursachen haben. Bei der klassischen degenerativen Gelenkerkrankung mit Entzündungszeichen kann DMSO abschwellend, schmerzlindernd und entzündungshemmend wirken. Allerdings sollte möglichst früh zu Beginn der Erkrankung mit der Therapie begonnen werden, sonst könnte sich die Anwendung als weniger erfolgreich erweisen. In solchen Fällen ist es grundsätzlich ratsam, die Substanz über mehrere Wochen oder länger anzuwenden. Forscher vermuten, dass ihre Wirkung bei Arthritis auf ihrer Fähigkeit, die oxidativen Kräfte am Gelenk und in der Gelenkflüssigkeit zu reduzieren, beruht. DMSO, so die Wissenschaftler, ist entweder selbst ein starkes Antioxidans oder es entfaltet indirekt antioxidative Kräfte.

Gicht

Der akute Gichtanfall ist oftmals sehr schmerzhaft. DMSO stellt eine wertvolle Hilfe zur Schmerzlinderung bei akuten und chronischen Gichtbeschwerden dar.

Herpesinfektionen

Ob klassischer Lippenherpes oder die Gürtelrose (Herpes zoster) – schmerzhafte Bläschenbildung beider Virusspezies sprechen hervorragend auf frühzeitiges Betupfen mit einer verdünnten DMSO-Lösung an.

Kopfschmerzen

Vor allem der so genannte „Spannungskopfschmerz" infolge einer verspannten Nackenmuskulatur kann sich zum Teil dramatisch verbessern. Die Ansprechrate bei klassischer Migräne ist dagegen geringer. Bei Kopfschmerzen durch eine Entzündung der Nasennebenhöhlen mag die äußerliche Anwendung von DMSO direkt über dem schmerzhaften Bereich im Gesicht Linderung bringen. Verordnung einer 20- bis 30-prozentigen DMSO-Lösung als Nasentropfen sind besonders bei chronischen Entzündungen der Nebenhöhlen in der Lage zu helfen.

Schleimbeutelentzündungen
Schleimbeutel sind flüssigkeitsgefüllte Hohlräume, die die Schmierung von Muskeln und Sehnen übernehmen, wenn sich diese über Knochen oder anderen Geweben bewegen. Wendet man es mehrmals täglich an, so hilft DMSO vor allem bei akuter Schleimbeutelentzündung (Bursitis).

Sonnenbrand
Trägt man die Substanz auf die gereizte Haut bei leichtem Sonnenbrand auf, so wird man die vielfältigen Vorzüge organischer Schwefelverbindungen schätzen lernen.

Verstauchungen, Zerrungen und Prellungen
Typische Sportverletzungen dieser Art bilden ein dankbares Indikationsgebiet für DMSO. Bei möglichst frühzeitigem Beginn mit regelmäßigem äußerlichen Auftragen wird die Zeit der Rekonvaleszenz deutlich verkürzt und der Verletzte kann schneller mit dem Aufbautraining beginnen.

Gleiches gilt für den Tennisellenbogen, dessen Neigung wiederzukehren mit DMSO auch gemindert werden kann.

Zahnschmerzen
Bereits vor 2000 Jahren beschrieb ein römischer Mediziner und Enzyklopädist eine schwefelhaltige Paste, die vor größeren

Zahnextraktionen verwendet wurde, um den Schmerz zu be-kämpfen. Diese Schwefelverbindung kann auch in unserer Zeit gute Dienste leisten. Von Zahnschmerzen Geplagte finden Linde-rung durch DMSO-getränkte Wattebäuschchen.

Hinweise zur Anwendung

Alle beispielhaft erwähnten Indikationen sollten unbedingt zu-vor durch einen Arzt geprüft werden, der schließlich auch die Di-agnose stellt. Die DMSO-Lösungen bedürfen je nach Anwendung unterschiedlicher Verdünnungsgrade, die nur der erfahrene Arzt vorschlagen kann. Hautrötungen sind extrem selten und in aller Regel klingen diese rasch wieder ab. Allergische Reaktionen sind sicherlich möglich, mir aber noch nicht bekannt geworden. Grundsätzlich gilt die Anwendung von DMSO als sehr sicher.

MSM – natürliche Hilfe bei Entzündungen und Schmerzen

Lassen Sie mich an dieser Stelle nochmals darauf hinweisen, dass die nun folgenden Empfehlungen keinesfalls eine ärztliche Diagnose mit therapeutischer Beratung ersetzen. Grundsätzlich sollten Sie sich vor der Einnahme von MSM von einem Arzt untersuchen und beraten lassen.

Entzündung und Schmerz: Geißeln der Menschheit

Etwa 13 Prozent, also schätzungsweise rund 11 Millionen Menschen in Deutschland, leiden Tag für Tag unter chronischen Schmerzen. Die Ursachen sind vielfältiger Natur. Ob Kopf, Rücken, Muskeln, Gelenke oder die Nerven schmerzen, ob Osteoporose, Rheuma oder gar Krebs als Krankheiten dahinter stecken – fast immer ist der Schmerz das schlimmste Übel und der ruhelose Peiniger, der viele Menschen auch noch um ihren so dringend benötigten Schlaf bringt. Dabei sind Fortschritte in der modernen Medizin bei der Diagnose und Behandlung von Schmerzen unübersehbar.

So hat sich das Verständnis, was die Entstehung des chronischen Schmerzes anbelangt, grundlegend erweitert. Unter bestimmten Umständen „lernt" der Körper auch geringsten Schmerz zu empfinden – und „vergisst" ihn leider oft nicht mehr. Sein „Schmerzgedächtnis" hindert ihn daran und fortan ist der Körper nur allzu bereit, neue Schmerzreize stärker als zuvor zu empfinden. Morphine sind nach wie vor Standard in der Schmerztherapie der heutigen Medizin. Die Frage der möglichen Abhängigkeit von Morphinen stellt sich übrigens nicht mehr – spätestens seitdem Forscher wissen, dass Schmerzkranke einen gegenüber Gesunden deutlich veränderten molekularen Empfängerstatus für den Botenstoff Morphin besitzen. Aus diesen relativ neuen Erkenntnissen gewannen Mediziner die Einsicht, dass es gut ist, Schmerzsignale möglichst frühzeitig zu hemmen, um die Ausbildung des „Schmerzgedächtnisses" zu verhindern. Für die Praxis bedeutet dies: Wehret den Anfängen. Frühzeitigere und konsequentere Schmerztherapie ist gefragt.

Nebenwirkungen klassischer Schmerz- und Entzündungshemmer

Es ist Vorsicht geboten, denn viele Schmerzmittel und Entzündungshemmer weisen ein umfangreiches Spektrum an Nebenwirkungen auf. Irritationen des Magen-Darm-Traktes und seines Vegetativums mit Übelkeit, Durchfall und Erbrechen bis hin zu Blutungen der Magen- und Darmschleimhaut, Schwindel, Kopfschmerzen (!), psychische Veränderungen, schwere Nierenschäden, Knorpelschäden, Herzrhythmus- und Durchblutungsstörungen sind nur ein kleiner Ausschnitt der schädlichen Nebenwirkungen. Regelmäßige Einnahmen über längere Zeit erhöhen das Risiko unerwünschter Reaktionen.

Wir Ärzte sind in Anbetracht solcher Nebenwirkungen täglich aufs Neue gefordert, mögliche Ursachen für Schmerzen und Entzündungen zu finden und wenn möglich ursächlich zu bekämpfen, die Schmerztherapie bei minimalen Nebenwirkungen ständig zu optimieren und nach neuen Alternativen zu suchen, die dabei helfen könnten. MSM gilt seit Jahren in Amerika als sanfte Ergänzung auf dem Sektor der Schmerz- und Entzündungshemmung. Als Nahrungsergänzung ist es sicher in der Kombination mit Schmerzmitteln anwendbar. Toxische oder allergische Reaktionen sind bis heute unbekannt. Dennoch möchte ich noch einmal unbedingt empfehlen, einen Arzt aufzusuchen, bevor Sie die Einnahme von MSM auf eigene Faust beginnen.

Schmerzintensität und Bewegungseinschränkung
Häufig stellt sich die Frage: Wie stark wirkt ein Schmerz? In der experimentellen Schmerzmessung können Schmerzsignale inzwischen im Gehirn über Computerbildschirme sichtbar gemacht werden. Auf diese Weise kann auch die Wirkung von Schmerzmitteln überprüft werden. Bis dieses noch sehr aufwendige Verfahren breiten Patientenkreisen zugänglich gemacht werden kann, sind wir auf indirekte, weniger objektivierte Messverfahren angewiesen.

Schmerz ist als Untersuchungsparameter derzeit nicht erschließbar, weshalb man im strengen Sinne auch nicht von „Messung" sprechen kann. Neben klassischer Anamnese ist das Ausfüllen von Schmerzfragebögen ein Standardverfahren zur Ermittlung der Schmerzintensität und dient zudem der Beobachtung des Verlaufs einer Schmerztherapie. Die einfachste Form einer selbständigen Bestimmung der Schmerzintensität ist die Einschätzung auf einer so genannten Pain-Rating-Scale. Sie hat den Vorteil, dass sich auch leichte Veränderungen bestimmen lassen, was unter Umständen motivationsfördernd sein kann. Der Patient lernt zu differenzieren und kann dem Arzt dadurch wichtige Erkenntnisse zur Schmerzgenese liefern. Auch wenn der Patient die Schmerzen verständlicherweise schleunigst loswerden möchte, ist eine Linderung mitunter ein Teilerfolg und will als solcher nur bewusst wahrgenommen werden.

Mit der Messung der Bewegungseinschränkung eines schmerzhaften Gelenkes verhält es sich ähnlich. Auch hier ist zwar die rasche Wiederherstellung des vollen Bewegungsumfangs Erwartung des Patienten und Ziel der Therapie, aber eine Verbesserung der Beweglichkeit weist oft den richtigen therapeutischen Weg, manchmal ohne dass der Patient diesen Teilerfolg wahrnimmt und würdigt. Eine simple Messeinheit in Form eines so genannten „Inclinometers" leistet jedem Therapeuten dabei große Hilfe.

Eine *Pain-Rating-Scale* und eine handliche Messeinheit zur Bestimmung der Gelenkbeweglichkeit stellen in der Diagnose und Behandlung von Schmerzen und Entzündungen sowie eingeschränkter Gelenkbeweglichkeit wertvolle Hilfen dar und gehören zur Ausstattung erfahrener Therapeuten.

Erfolgreiche Schmerz- und Entzündungshemmung mit MSM

Ohne ernsthafte Nebenwirkungen zu entwickeln, bietet MSM eine natürliche Möglichkeit, Schmerzen und Entzündung erfolgreich zu bekämpfen. Im Einzelfall liefert es gleiche oder sogar bessere Ergebnisse als so manches Schmerzmittel der Standardtherapie. Allerdings dauert der Eintritt der Wirkung in aller Regel länger. Dieses Nahrungsergänzungsmittel ist *kein Medikament*, deshalb sind *schnelle Wirkungen nicht zu erwarten!* Oft vergehen einige Tage, bis eine spürbare Linderung von Schmerzen und Entzündung eintritt. MSM zielt nicht auf die Heilung von Krankheiten ab. Es ist eine natürliche Nahrungsergänzung, die aus organischem Schwefel und Sauerstoff besteht. Es kann zusammen mit jedem Medikament gefahrlos eingenommen werden. Diese Schwefelverbindung ist in der Lage, beim Menschen viele verschiedene Beschwerden positiv zu beeinflussen und kann sie in individuell unterschiedlichem Maße lindern. Eventuell machen Sie die glückliche Erfahrung, Medikamente reduzieren zu können. Grundsätzlich sollte auch das nie ohne Rücksprache mit ihrem behandelnden Arzt geschehen! Hilft Ihnen diese Substanz sogar, beschwerdefrei zu werden, so können die Beschwerden, wenn Sie MSM absetzen, wiederkehren. Eine genaue Vorhersage, ob und in wieweit es Ihnen helfen kann, ist generell unmöglich. Es kommt auf einen Versuch an.

Auf welche Weise wirkt MSM schmerzlindernd?
Ein Reihe wissenschaftlicher Arbeiten beschäftigte sich mit der Frage, wie genau DMSO und MSM den Schmerz lindern. Es kann

allerdings vorweggenommen werden, dass bis heute längst nicht alle Mechanismen entschlüsselt werden konnten, die uns ein klares Bild von der Wirkungsweise liefern könnten. Klinisch gesicherte Daten belegen die schmerzlindernde Wirkung von MSM wie folgt:

- Diese Substanz unterdrückt die Schmerzleitung entlang bestimmter Nervenfasern. Sie könnte auf diese Weise auch die Ausbildung eines Schmerzgedächtnisses unterbinden.
- Sie wirkt entzündungshemmend. Entzündungen erhöhen den Druck auf Gewebe und Nerven und das ist schmerzhaft.
- MSM fördert die Durchblutung. Vermehrte Durchblutung verbessert die Nährstoffversorgung des kranken Gewebes, es kann sich regenerieren und Schmerzen lassen nach.
- Es entspannt verkrampfte Muskulatur. Oft gehen Schmerzen mit verkrampfter Muskulatur einher.
- Und es erhöht die Durchlässigkeit der Zellmembran des geschädigten Gewebes für körpereigene schmerzhemmende Substanzen.

Wie lässt sich die entzündungshemmende Wirkung erklären? Entzündungs- und Schmerzhemmung besitzen viele Gemeinsamkeiten im Stoffwechsel. Dies ist unter anderem daran erkennbar, dass die meisten klassischen Schmerzmittel zugleich als Entzündungshemmer bezeichnet werden und wirken. Indem MSM schmerzlindernd wirkt, entfaltet es oft auf gleiche Weise seine entzündungshemmenden Eigenschaften. Unabhängig davon, wirkt es jedoch auch gezielt entzündungshemmend. Entsprechende Forschungen kommen zu folgenden Ergebnissen: MSM ...

- verbessert die Wirkung körpereigener entzündungshemmender Hormone (zum Beispiel von Kortison) und optimiert deren Entzündungen hemmendes Potential am verletzten und geschwollenen Gewebe.

- wirkt abschwellend über Bindung und Abtransport von Gewebsflüssigkeit.
- unterdrückt bei Verletzungen und Entzündungen die übermäßige Bildung so genannter „Fibroblasten", die zu starker Schwellung führen. Diese sind unter anderem für die Narbenbildung zuständig. Exzessive Stimulation von Fibroblasten führt zur Entstehung von Narbenwucherungen (Narbenkeloid).

Neben den herausragenden schmerz- und entzündungshemmenden Wirkungen besitzt MSM noch weitere positive Eigenschaften. Mehr dazu erfahren Sie in den nun folgenden Erklärungen zu verschiedenen Gesundheitsstörungen, die durch diese Schwefelverbindung gelindert werden.

Beschwerden des Bewegungsapparates

Degenerative Gelenkerkrankungen

Die außerordentlich häufige, im Volksmund mit „Gelenkverschleiß" bezeichnete, schmerzhafte nicht entzündliche Erkrankung der Gelenke wird in der Medizin als „Arthrose" bezeichnet. Die Arthrose liegt an erster Stelle der chronischen Schmerzerkrankungen in Deutschland. Typisch sind der morgendliche „Anlaufschmerz" und der „Belastungsschmerz". In Ruhe lassen die Schmerzen nach. Die Ursachen werden noch immer im Knorpelverschleiß nach jahrelanger Überlastung sowie allgemein im Alterungsprozess vermutet. Neuerdings wird für die Entstehung der Arthrose auch eine übermäßige Produktion so genannter „freier Radikale" verantwortlich gemacht. Diese entstehen auf natürliche Weise im Körper und können, im Übermaß gebildet, gesunde Zellstrukturen angreifen und oxidieren, das heißt zerstören. Mit Antioxidanzien (zum Beispiel Vitamin E) kann es gelingen, den Prozess aufzuhalten. Wird das arthrotische Gelenk im Übermaß belastet, kann als Folge eine Entzündung (Arthritis) entstehen.

Die mit Abstand häufigste Ursache für die Entzündung mehrerer Gelenke ist das „Gelenkrheuma" beziehungsweise die rheumatische Polyarthritis. Hier richtet sich das körpereigene Immunsystem gegen das kollagene Bindegewebe der Gelenke und zerstört auf Dauer das Gelenk. Diese Form der degenerativen Gelenkkrankheit wird deshalb auch als „Autoimmunkrankheit" bezeichnet.

Interessanterweise finden sich im entzündeten Gelenk niedrigere Schwefelkonzentrationen als in gesunden Gelenken. Bei schmerzhaften beziehungsweise entzündlichen Gelenkerkrankungen hilft MSM nun auf folgende Weise: Es reduziert den

Knorpelabbau, erhöht die Durchblutung und entspannt verhär-
tete Muskulatur. Zusätzlich versorgt es das Gelenk mit biologisch
aktivem Schwefel und wirkt schmerz- und entzündungslindernd.
Erwarten Sie jedoch keine Wunder: MSM ist – und das möchte
ich an dieser Stelle noch einmal mit Nachdruck wiederholen – *ein
Mittel zur Nahrungsergänzung und kein Medikament!* Tage bis
Wochen können vergehen, bis Sie sich wohler fühlen, mehr Ener-
gie verspüren und Schmerzen und Entzündungen zurückgehen.

Fibromyalgie-Syndrom

Der Terminus „Fibromyalgie-Syndrom" beschreibt verschiedene Symptome, die von Rheumatologen und Orthopäden früher oft als „Weichteilrheumatismus" bezeichnet wurden. Im Gegensatz zur Arthritis sind nicht die Gelenke betroffen. Vielmehr entwickeln sich im Bereich der weichen Gewebe des Bewegungsapparates, wie Muskulatur, Bänder und Sehnen, zum Teil intensive chronische Schmerzen. Typisch sind *tender points* an Rumpf und Extremitäten, die auf Druck mit Schmerz reagieren. Hinweise für eine Entzündung fehlen in aller Regel und die Blutwerte sind häufig normal. Weiter leiden die Betroffenen unter anderem unter grippeähnlichen Symptomen, Kopfschmerzen, Morgensteifigkeit, Gefühlsstörungen (Parästhesien), morgendlicher Schwellung in den Fingern, Abgeschlagenheit, Müdigkeit und Schlafstörungen.

Die Ursachen sind ungeklärt. Manche Patienten berichten von Infektionen mit Viren, Bakterien oder Parasiten, bevor die Krankheit ausbrach. Andere Erkrankte wiederum erlitten vor Beginn der Fibromyalgie Traumatisierungen durch Autounfälle, Stürze oder Sportverletzungen. Möglicherweise hängt die Krankheitsentstehung mit Nahrungsmittelallergien beziehungsweise -unverträglichkeiten, Störungen des hormonellen Gleichgewichts, Schäden durch übermäßige Bildung freier Radikale und Reaktionen des Immunsystems auf chronische Vergiftung mit Schwermetallen und anderen toxischen Umweltgiften zusammen.

Mit seiner schmerz- und entzündungshemmenden Wirkung ist MSM eine ausgezeichnete sanfte Alternative zu den wenigen therapeutischen Angeboten der klassischen Medizin, die mit unterschiedlichen Nebenwirkungen behaftet sind. Die durchweg guten Ergebnisse einer solchen Nahrungsergänzung beim Fibromyalgie-Syndrom lassen sich noch nicht abschließend erklären.

Wahrscheinlich spielt neben der Entzündungshemmung und Muskelentspannung die Ankurbelung körpereigener entgiftender Prozesse eine wesentliche Rolle.

Karpaltunnelsyndrom

Das Handgelenk wird von den Handwurzelknochen, den Karpalen, zusammen mit Elle und Speiche gebildet. Die Karpale bilden an der handgelenksnahen Handinnenseite eine knöcherne Rinne, die von Bändern überspannt den Karpaltunnel bildet. In ihm verläuft der Medianusnerv, der die Greiffunktion des Daumens steuert. Kommt es zu einer Verengung des Karpaltunnels, so wird der Medianusnerv komprimiert. Eine solche dauerhafte Verengung führt zu einer Schädigung des Nerven, zu Sensibilitätsstörungen in den Fingern und Kraftminderung im Daumen. Im Allgemeinen beginnt die Störung mit nächtlichen prickelnden Schmerzen in der betroffenen Hand, später auch tagsüber. Die Ursachen sind vielfältig. Als Auslöser spielt eine chronische mechanische Überlastung mit entzündlicher Schwellung des Bindegewebes im Bereich des Karpaltunnels eine wesentliche Rolle.

Eine möglichst frühzeitige Gabe von MSM hat den Vorteil, dass die entzündliche Schwellung zurückgeht und der Nerv entlastet wird. Eine Kombination mit äußerlicher Anwendung von MSM oder DMSO ist sinnvoll.

Rückenschmerzen

Laut Umfrage leiden etwa 70 Prozent aller Deutschen einmal im Jahr unter Rückenschmerzen. 10 Prozent sind chronisch von Rückenschmerzen betroffen. Die Ursachen sind vielschichtig:

- degenerative Veränderungen an den Wirbelgelenken, einschließlich Arthrose und Arthritis
- Vorwölbungen und Vorfälle der Bandscheibe

- Verletzungen und Überdehnungen der Bänder, welche sowohl die Wirbelkörper untereinander verbinden als auch die Muskulatur an den Wirbeln befestigen
- Osteoporose mit typischer Entkalkung der Wirbelknochen und (Zusammen-) Bruch der Wirbelkörper
- Verrenkungen der Wirbelgelenke (Luxation)
- andere Faktoren (wie Stress, Muskelverspannungen, Vitaminmangel, Nervenentzündungen usw.).

Die klassische medikamentöse Therapie bei Rückenschmerzen beinhaltet hauptsächlich Schmerzhemmer, Entzündungsblocker und Medikamente zur Muskelentspannung. Bei Nervenkompression ist eine Operation sinnvoll.

Bei chronischen Rückenschmerzen ist die längerfristige Einnahme auch höherer Dosierungen von MSM unbedingt erwägenswert. Es vermag zwar die vorgewölbte Bandscheibe nicht zu verkleinern und sonstige defekte Strukturen des Rückens nicht zu erneuern, aber es kann die Entzündung, die über eine Schwellung auf die Nerven drückt und Schmerzen hervorruft, bekämpfen. Schmerzlinderung, Muskelentspannung und eine Verbesserung der Durchblutung ohne Risiken ist ein weiterer Vorteil dieser Schwefelverbindung gegenüber herkömmlicher medikamentöser Therapie.

Schleimbeutel-, Sehnen- und Sehnenscheidenentzündungen

Schleimbeutel befinden sich an Körperstellen, die ständig der Reibung oder dem Druck durch Bewegungen von Weichteilen gegen Knochen ausgesetzt sind. Dazu gehören vor allem die großen Gelenke und die sie bedeckende Muskulatur. Wichtige Schleimbeutel besitzen die Knie, die Schultern und die Ellenbogen. Sie befinden sich auch an den Großzehballen und im seitlichen, äußeren Bereich des Hüftgelenks. Die akute Entzündung des

Schleimbeutels *(Bursitis)* äußert sich in Druckempfindlichkeit, lokaler Rötung mit vermehrter Wärme und Schwellung. Schmerzen treten in erster Linie belastungsabhängig auf. Neben Prellungen und Überlastungen führen auch kleine Wunden mit nachfolgenden eitrigen Infektionen zur Schleimbeutelentzündung. Bei der letztgenannten eitrigen Art der Schleimbeutelentzündung muss auf jeden Fall die Frage einer antibiotischen Therapie grundsätzlich vom Arzt abgeklärt werden.

Sehnenscheiden bilden das „Gleitlager" für Sehnen und sitzen vorzugsweise über Gelenken. Hier fällt ihnen die Aufgabe zu, die Sehne bei ihrer Richtungsänderung über den Gelenken zu führen. Meist tritt die Entzündung der Sehnenscheide *(Tendovaginitis)* in Folge akuter oder chronischer Überanstrengungen durch mechanische Reizung auf. Die oft sehr schmerzhafte aktive Sehnenbewegung ist durch das typisch knirschende und reibende Geräusch *(Krepitation)* gekennzeichnet. Dieses Knirschen lässt sich bei Bewegung der Sehne meist eindrucksvoll ertasten.

Auch die Sehne selbst kann sich durch mechanische Überbeanspruchung entzünden *(Tendinitis)*. Besonders gelenknahe Bereiche, wo Sehnen in den Knochen übergehen, sind für schmerzhafte Entzündungen (etwa *Epicondylitis*) äußerst anfällig. Die häufigsten Auslöser für akute oder chronische Entzündungen der Schleimbeutel, Sehnen- und Sehnenscheiden sind mechanische Überlastungen. Hier hat sich die Empfehlung einer oralen Nahrungsergänzung mit MSM in Kombination mit einer äußerlichen Anwendung von DMSO oder einem MSM-haltigem Gel sehr bewährt. Anfangs muss eventuell eine höhere Dosierung der täglich eingenommenen Menge an MSM gewählt werden (siehe Dosierungen, Seite 62 f.).

Sportverletzungen

Verspannungen, Zerrungen und Schmerzen der Muskulatur

Ob Hobby- oder Leistungssportler, keiner ist vor Verletzungen gefeit. Im direkten Kontakt mit dem Gegner aber auch ohne Fremdeinwirkung erleiden Sportler sehr häufig Muskelverletzungen. Durch die damit verbundenen Bewegungsschmerzen werden sie gezwungen, eine unter Umständen längere Pause mit Schonung der Muskulatur einzulegen. Zwar kann sich der Muskel bei Schonung und Ruhe erholen, aber allzu leicht wird dieser Vorteil zum Nachteil, wenn er den Sportler zu lange zwingt, inaktiv zu sein. Schnell verliert der Verletzte sein mühsam erarbeitetes Fitnessniveau und im schlimmsten Fall droht Verlust der Muskelkraft und -masse.

Über die Ankurbelung der Durchblutung, eine vermehrte Muskelentspannung sowie seine schmerzlindernde und entzündungshemmende Wirkung wird der Heilungsprozess sinnvoll unterstützt. Auch bei absoluter Schmerzfreiheit durch Einnahme von MSM behält der Betroffene das Gefühl für die verletzte Muskelstruktur, so dass sich die Gefahr der vorzeitigen Überbelastung deutlich reduziert. Eine großflächige lokale Anwendung von DMSO oder MSM sei auch hier unbedingt empfohlen. Meine Erfahrung zeigt zudem, dass Sportler bei regelmäßiger vorbeugender Einnahme von MSM allgemein weniger verletzungsanfällig sind.

Bänderdehnungen und Verstauchungen

Die Sprung- und Kniegelenke sind oft von Bänderdehnungen beziehungsweise Verstauchungen betroffen. Um den Heilungsprozess zu beschleunigen haben Orthopäden und Sportmediziner nach Ausschluss von Bänderrissen, Kapselverletzungen und Knochenabsplitterungen ganz unterschiedliche Therapiestrategien entwickelt. Aus den bekannten Gründen der positiven Wirkungen auf Schmerz, Entzündung und Gewebsschwellung ist hier ebenfalls ein Versuch von oraler und lokaler Anwendung von MSM zu empfehlen.

Verdauungsstörungen

Eine ganze Reihe von Beschwerden des Magen-Darm-Traktes sprechen günstig auf die Einnahme von MSM an. Bevor Sie beginnen, ihrer täglichen Nahrung diese Schwefelverbindung hinzuzufügen, sollten Sie die Ursache ihrer Beschwerden von einem Arzt abklären lassen. In jedem Fall ist der Ausschluss einer ernsthaften Erkrankung des Verdauungstraktes ratsam, da sich hinter vermeintlich leichten Befindlichkeitsstörungen im Bauch oder beim Stuhlgang dringend ärztlich behandlungsbedürftige Krankheiten verbergen können.

In den USA trinken einige Menschen bei den verschiedensten Verdauungsbeschwerden schluckweise mit Wasser verdünntes DMSO. Zwar ist der Erfolg in einzelnen Fällen frappierend, aber der starke knoblauchähnliche Geschmack und Körpergeruch ist sehr unangenehm. Da keine verlässlichen Regeln zur Verdünnung existieren und gelegentlich durch die Aufnahme zu konzentrierter Lösungen Nebenwirkungen auftraten, rate ich von der oralen Anwendung von DMSO ab!

Schleimhautreizungen

Reizungen der Schleimhaut des gesamten Verdauungstraktes sind immer wieder eine gute Gelegenheit, sich von den Vorteilen einer Nahrungsergänzung mit MSM zu überzeugen. Leichtes Sodbrennen, Völlegefühl im Oberbauch während oder nach dem Essen, häufig wiederkehrende ziehende oder auch krampfartige Bauchbeschwerden und Durchfälle, gelegentliche Schleimbeimengungen im Stuhl sind Hinweise auf eine gereizte Schleimhaut der Verdauungsorgane.

Nehmen Sie mehrere kleinere Dosen dieser Substanz über den Tag verteilt, so kann bereits nach Tagen Erleichterung eintreten. Bisweilen ist jedoch mehr Geduld erforderlich und Wochen können vergehen, bis Sie eine deutliche Verbesserung verspüren.

Der Erfahrungsaustausch mit anderen Kollegen bestätigt meine Beobachtung, dass MSM auch bei Patienten mit Magen- oder Zwölffingerdarmgeschwüren, *Colitis ulcerosa* und *Morbus Crohn* zusätzlich genommen werden kann und gute Ergebnisse erzielt.

Es sei an dieser Stelle besonders erwähnt, dass die Schwefelverbindung eingenommen werden kann, ohne dass man eine Schädigung natürlicher Körperfunktionen befürchten muss. Das lokale Säure-Basen-Milieu und selbstverständlich auch die Schleimhaut des Verdauungstraktes regieren auf eine regelmäßige Einnahme von MSM in keiner Weise nachteilig.

Chronische Verstopfung

Die klassische Medizin definiert die chronische Verstopfung (chronische Obstipation) als eine Entleerungsstörung, bei der das Ereignis erfolgreicher Stuhlgänge nur alle drei Tage oder seltener stattfindet. Die Ursachen sind mannigfaltig und oftmals wird vom Arzt keine eigentliche Ursache entdeckt, so dass der Betroffene verschiedene Hinweise zur Änderung von Ernährungs- und Lebensgewohnheiten erhält. Dazu gehören unter anderem ballaststoffreiche Ernährung, mehr körperliche Bewegung, Bauchmassagen und eine ausreichende tägliche Flüssigkeitsaufnahme. Sollten Sie nach ärztlicher Untersuchung und trotz dieser Maßnahmen keine ausreichende tägliche Stuhlentleerung erreichen, ist ein Versuch mit MSM ratsam. Am besten lösen Sie 0,5 bis 2 Gramm MSM-Pulver in etwa 1 Liter Wasser auf und trinken diese Lösung schluckweise über den Tag verteilt. Da sich ein Teil des Pulvers leicht am Boden des Flüssigkeitsbehälters niederschlägt, empfehle ich, die Lösung jeweils vor dem Trinken zu schütteln oder umzurühren.

Harnwegserkrankungen

DMSO und MSM werden vom Gewebe des menschlichen Körpers, das besonders viel Wasser enthält, stark angezogen. Man spricht in diesem Zusammenhang auch von einer „Wasseraffinität" dieser organischen Schwefelsubstanzen.

Bereits Mitte der 1970er-Jahre erhielt die US-amerikanische Firma *Research Industries Corporation of Salt Lake City* im Bundesstaat Utah von der amerikanischen Zulassungs- und Aufsichtsbehörde FDA *(Food and Drug Administration)* die Genehmigung, DMSO als Medikament zur Behandlung einer schweren chronischen Verlaufsform der Blasenentzündung, der interstitiellen Zystitis, zu vertreiben. Ausschlaggebend für die Zulassung war das eindrucksvolle Ergebnis einer Studie, das auch nicht annähernd von irgendeiner anderen pharmakologischen Substanz erzielt wurde.

Im Durchschnitt verzeichneten die wissenschaftlichen Leiter der Studie bei fast 60 Prozent der Betroffenen gute bis exzellente Ergebnisse. Immer wiederkehrende akute Blasenentzündungen können in die gefürchtete chronische Verlaufsform der sehr schmerzhaften interstitiellen Zystitis überleiten, falls es nicht gelingt, die einzelnen akuten Entzündungen erfolgreich zu behandeln und auszuheilen. Träger von Dauerkathedern sind hier besonders häufig betroffen. Bei einer „normalen" unkomplizierten Blasenentzündung ist lediglich die Schleimhaut als oberste Schicht des Inneren der Blasenwand betroffen. Hält die Entzündung an und folgen in kurzer Zeit neue entzündliche Reize, so sind im späteren Stadium der Entzündung schließlich alle tieferen Schichten der Blase beteiligt. Am Ende droht eine narbige Blasenschrumpfung mit einem dramatisch reduzierten

Fassungsvolumen der Blase von etwa 50 Millilitern (normalerweise sind es 300 bis 500 Milliliter). Es ist bemerkenswert, dass DMSO in dieser bedrohlichen Situation in fast zwei Drittel der Fälle hilft. Dazu bringt ein Arzt diese Substanz über einen Katheder verdünnt in die Blase ein und belässt sie dort für etwa 15 Minuten. Diese Prozedur der Blasenwaschung sollte ein- bis zweimal wöchentlich über insgesamt acht Wochen erfolgen. Bei Bedarf wird der Behandlungszyklus wiederholt. Frühzeitig angewendet kann die Schwefelverbindung oftmals die Blasenschrumpfung verhindern. Im Spätstadium eingesetzt, hilft sie, die Schmerzen zu lindern und die Infektionsrate zu senken, so dass der Teufelskreis aus Entzündung mit nachfolgender narbiger Schrumpfung möglicherweise endgültig unterbrochen werden kann.

Ein Teil dieser wunderbaren Hilfe durch DMSO ist sicherlich auch der Wirkung von MSM zuzuschreiben. Dieses entsteht als ein Stoffwechselprodukt direkt aus DMSO, nachdem Letzteres in den Körper gelangt ist. Wird MSM gleichzeitig oral verabreicht, so kann bei schwerster Blasenentzündung die überaus positive Wirkung der oben beschriebenen Blasenwaschung weiter verbessert werden. 1994 erkannte der amerikanische Urologe Stacy Childs von der *University of Alabama-Tuscaloosa,* dass die ausschließliche Anwendung von MSM bei chronischer Blasenentzündung vergleichbar gute Ergebnisse lieferte, wie die alleinige Blasenwaschung mit DMSO. Allerdings handelt es sich nur um eine kleine Studie und weitere Untersuchungen zum Beweis sind sicherlich notwendig.

Die bekannten Prinzipien, nach denen MSM seine heilenden Wirkungen im Körper entfaltet, liefern für diese Beobachtungen gute Erläuterungsmöglichkeiten: Die Substanz ist wasserlöslich und konzentriert sich besonders in den Geweben und Organen wie Niere und Harnblase, die viel Wasser enthalten. Sie wirkt schmerzlindernd und entspannend. Zugleich hat sie abschwellende und entzündungshemmende Eigenschaften. All diese Eigenschaften sind bei der Behandlung entzündlicher Erkrankungen der Nieren und Blase von großem therapeutischen Nutzen.

Deshalb ist nach ärztlicher Abklärung der Beschwerden bei Entzündungen der ableitenden Harnwege eine solche Nahrungsergänzung sinnvoll und empfehlenswert.

Autoimmunerkrankungen

Die erfolgreiche Arbeit des Immunsystems des Menschen beruht grundsätzlich auf seiner Fähigkeit, zwischen körpereigenen und körperfremden Substanzen zu unterscheiden. Körperfremde Substanzen, gegen die sich die Abwehrarbeit des Immunsystems normalerweise richtet, werden als „Antigene" bezeichnet. Diese werden vom Körper mit Hilfe von selbst gebildeten Antikörpern unschädlich gemacht. Die Bindung von Antikörpern an Antigene erzeugt Abwehrreaktionen des Körpers, die letztlich in die erfolgreiche Elimination des fremden Eindringlings mündet.

Aus unterschiedlichen Gründen kann das Immunsystem in seiner Unterscheidungsfähigkeit nachhaltig geschwächt werden und ernsthaft erkranken. Das Immunsystem begrenzt dann seine Abwehr nicht mehr ausschließlich auf körperfremde Substanzen, sondern es beginnt fatalerweise sein Augenmerk auf körpereigene Strukturen zu richten und Antikörper gegen diese zu bilden. Eine solche Autoaggression des Immunsystems kann sich dabei gegen einzelne Organe richten (wie etwa gegen die Schilddrüse, den Magen oder die Nebenniere) oder gegen verschiedene Körpergewebe gleichzeitig. Die Verbindung aus Antikörper und Antigen lagert sich manchmal als zirkulierender Immunkomplex an unterschiedliche Körperstrukturen an und schädigt diese noch zusätzlich (zum Beispiel in den Nieren).

Der Medizin sind mittlerweile zahlreiche Autoimmunerkrankungen bekannt.

Sklerodermie

Ein Beispiel für eine besonders schwere Autoimmunkrankheit ist die Sklerodermie oder (medizinisch genauer ausgedrückt) die progressive systemische Sklerose. Im Verlauf dieser Erkrankung entwickelt sich eine schmerzhafte Verhärtung der Haut, die oft zu enormen Behinderungen und Entstellungen führt. Die Haut wird wachsartig glatt und hart. Die Krankheitsbezeichnung „Sklerodermie" beschreibt genau diesen Vorgang. Es entsteht das typische mimik- und ausdruckslose Maskengesicht. Die Finger werden dünn und unbeweglich. Im fortgeschrittenen Stadium werden die Finger in Beugestellung fixiert. Greift die Krankheit auf die inneren Organe über, so kommt es über eine multiple Schwächung der betroffenen Organe zu Organversagen und der Patient stirbt.

Die Ursache der Sklerodermie ist unbekannt. Wissenschaftler vermuten, dass eine genetische Disposition, zu viel Stress und chronische Belastungen mit Umweltgiften eine Rolle bei der Entstehung spielen könnten. Eine nebenwirkungsarme und wirksame Therapie ist bislang von der Schulmedizin nicht entwickelt worden.

In Russland allerdings wird DMSO mit Erfolg bei Sklerodermie eingesetzt und die Fallberichte aus den USA häufen sich, wonach mit MSM (innerlich und äußerlich angewendet) eine deutliche Zunahme der Hautelastizität und Gelenkbeweglichkeit erzielbar ist.

Ich habe in meiner Praxis keine Erfahrung mit der Behandlung von Sklerodermie. Allerdings gewann ich nach dem Studium der Literatur und anderer Quellen den Eindruck, dass es sich bei der Therapie mit DMSO und MSM um eine aussichtsreiche Behandlungsweise handeln könnte. Deshalb möchte ich es nicht versäumen, auf die Möglichkeit einer solchen sanften und eventuell sehr effektiven Therapie hinzuweisen.

Lupus erythematodes
Diese Krankheit gehört ebenfalls zur Gruppe der Autoimmunerkrankungen und kann einen ähnlich gefährlichen Verlauf mit

tödlichem Ausgang nehmen wie die Sklerodermie. *Lupus erythematodes* befällt zwar auch das Bindegewebe, aber im Vordergrund stehen hier (im Vergleich zur Sklerodermie) Beschwerden durch schmerzhafte Entzündungen der Haut ohne wachsartige Verhärtung. Die Prognose hängt letztlich stark vom Ausmaß der Schädigungen durch zirkulierende Immunkomplexe in den Organen und Gefäßen ab. Eingelagerte Immunkomplexe führen zu zum Teil schweren Entzündungen befallener Organe und Gefäße, so dass Patienten Gefahr laufen, an Durchblutungsstörungen mit Organversagen zu sterben. Auch wenn die Ursachen vielfältig sind und die Medizin bis heute kein klares Verständnis der Krankheitsgenese mit therapeutischen Konsequenzen entwickelt hat, scheint klar zu sein, dass Lupus durch Medikamente entstehen kann. Beruhigungsmittel und Antibiotika stehen ebenso auf der Liste der in Frage kommenden Pharmaka wie die Pille zur Empfängnisverhütung.

Meine Empfehlung für den lupuserkrankten Patienten lautet ähnlich wie die für Betroffene mit Sklerodermie: Menschen mit *Lupus erythematodes* sollten unbedingt versuchen, MSM als Nahrungsergänzung einzusetzen. Die positiven Effekte dieser einfachen und sicheren Maßnahme könnten im Einzelfall von großer Bedeutung sein und zumindest die Lebensqualität entscheidend verbessern.

Gesundheit, die man essen kann – für Haut und Haare

Die höchsten Schwefelkonzentrationen befinden sich vor allem in Haut, Haaren und Nägeln. Da MSM zu einem Drittel aus Schwefel besteht, ist es nicht weiter verwunderlich, dass es (zusätzlich zu seinen zahlreichen anderen positiven Wirkungen) über seinen Schwefelgehalt auch direkt für die Gesundheit von Haut, Haaren und Nägeln sorgen kann.

Schwefel wird oft als das „Schönheitsmineral" bezeichnet. Dass MSM auch auf dem Gebiet der Kosmetik von innen Positives zu leisten vermag, ist leicht zu erklären. Die Haut und ihre Anhangsgebilde (Haare, Nägel) haben einen hohen Gehalt an Cystein. Dies ist eine der schwefelhaltigen Aminosäuren und wesentlicher Ausgangsstoff bei der Bildung des Hornstoffes Keratin, dem eiweißreichen Gerüststoff der Haare und Nägel. Keratin verleiht den Nägeln Festigkeit und Härte. Haare werden durch vermehrte Kreatinbildung dicker und widerstandsfähiger, das heißt sie brechen nicht mehr so leicht. Manche Menschen berichten, dass ihre Haare besser wachsen und sie weniger Falten im Gesicht haben durch regelmäßige Einnahme von MSM. – Gerüchte? Probieren Sie es doch selbst! Bilden Sie sich Ihre eigene Meinung!

Bei Neigung zu Ekzemen mit trockener und leicht reizbarer Haut, aber auch anderen Befindlichkeitsstörungen der Haut ist der Versuch einer Linderung mit MSM in jedem Fall sinnvoll. Am besten kombinieren Sie die innerliche und äußerliche Anwendung und trinken es in Wasser gelöst und reiben sich mit der gleichen Lösung regelmäßig ein. Viele Menschen taten das mit großem Erfolg, warum nicht auch Sie?

Kopfschmerzen

70 Prozent aller Deutschen leiden gelegentlich unter Kopfschmerzen und 15 Prozent sind von Migräne betroffen.

Die Mehrzahl der Kopfschmerzen wird durch eine Kombination aus Muskelverspannungen, bevorzugt im Nackenbereich,
und Veränderungen der Spannung in den Wänden der zum Gehirn laufenden Gefäße erzeugt. Ein Übermaß an Spannung verbirgt sich am häufigsten als grundlegendes Phänomen hinter der
breiten Palette von Auslösern, die für chronische Kopfschmerzen
verantwortlich sind. Dazu gehören übermäßiger Stress mit der
Folge des Mehrverbrauchs von Mikronährstoffen, Müdigkeit und
Erschöpfung, Fehlhaltung beziehungsweise -stellung der Hals-
wirbelsäule und der Kiefergelenke mit Überlastung von Bändern
und Muskulatur sowie Probleme der Augen. Störungen des Verdauungstraktes und verminderte Wiederaufnahme wichtiger
Antioxidanzien wie beispielsweise Vitamine, Mineralstoffe und
Spurenelemente müssen ebenso genannt werden wie prämenstruelle Beschwerden.

Blutdruckschwankungen sind eine weitere ernst zu nehmende
Ursache. Deutlich zu niedriger Blutdruck und das Gegenteil, der
Bluthochdruck, müssen als Ursache dringend erkannt und be-
handelt werden. Deshalb sei bei wiederkehrenden Kopfschmerzen
unbedingt der Gang zum Arzt empfohlen, bevor zur Selbstmedi-
kation gegriffen wird!

Experten gehen außerdem davon aus, dass durch zu häufige
hoch dosierte Einnahme von Schmerzmitteln ein so genannter
„Rebound-Effekt" eintreten kann, der genau das Gegenteil dessen bewirkt, was der Betroffene mit ihrer Einnahme bewirken will
– nämlich Kopfschmerzen. Diese fatale Reaktion wird mit einem

Gewöhnungseffekt erklärt, der wie die Abhängigkeit eines Süchtigen funktioniert. Wird die regelmäßige Einnahme eines oder mehrerer Schmerzmittel unterbrochen, entstehen Entzugssymptome. Zu dieser Entzugssymptomatik gehört vor allem der Kopfschmerz in seiner stärkster Form. Daraufhin wird wieder zum nächsten Schmerzmittel gegriffen. Der unheilvolle Kreislauf aus Schmerz und Abhängigkeit ist geschlossen.

Chronische Kopfschmerzen

Falls Sie bereits MSM bei Kopfschmerzen ausprobiert haben, werden Sie wahrscheinlich enttäuscht sein. Die wichtigste Eigenschaft klassischer Schmerzmittel besitzt es nicht: es lindert den Schmerz nicht innerhalb weniger Minuten. Auch wenn einige Patienten tatsächlich in kurzer Zeit durch diese Substanz Schmerzlinderung erfahren, gehört die schnelle Wirkung nicht zu ihren herausragendsten Eigenschaften. Bedenken Sie bitte, dass es sich hierbei um eine Nahrungsergänzung handelt, die regelmäßige Einnahme vorausgesetzt, und so ganz allmählich und in individuell unterschiedlichem Maße gesundheitsfördernde Wirkungen entfalten kann.

Regelmäßig angewendet kann MSM Spannungen abbauen und Muskelverkrampfungen mindern. Mit seinen schmerz- und entzündungshemmenden Eigenschaften kann es an verschiedenen Stellen im Körper dazu beitragen, dass schmerzfördernde Impulse erst gar nicht entstehen beziehungsweise an das Gehirn weitergeleitet werden. Kopfschmerzen haben keinesfalls immer ihren Ursprung im Kopf. Experten gehen neuerdings davon aus, dass der Bauch mit seinen Verdauungsorganen aufgrund engster nervaler Verknüpfungen mit dem Gehirn viel häufiger an der Entstehung des Kopfschmerzes beteiligt ist als bislang angenommen. Bestes Beispiel ist das prämenstruelle Syndrom (PMS). Hier werden zu Beginn der Regelblutung Impulse über Verspannungen und Verkrampfungen aus dem Bauch ins Gehirn übertragen, die schließlich Kopfschmerzen erzeugen. Zusätzlich zur regelmäßigen Ergänzung der Nahrung mit MSM bei chronischen Kopfschmerzen sei an dieser Stelle unbedingt der Vorteil der äußerlichen Anwendung von DMSO-Gel oder MSM-haltigen Cremes und Lotionen empfohlen. Ich beobachte häufig eine gegenseitige Verstärkung der Wirkung im Sinne eines positiven Synergismus. Tragen Sie MSM am Ort des größten Spannungsgefühls beziehungsweise Schmerzempfindens dünn, aber großflächig auf. Die Förderung der Durchblutung und Entspannung unterstützt die innere Wirkung der Schwefelverbindung nachhaltig.

Interessanterweise geben einige Patienten an, durch alleinige äußerliche Anwendung von DMSO beziehungsweise MSM ausreichend Hilfe bei Kopfschmerzen erfahren zu haben. Sollten Sie es, aus welchen Gründen auch immer, vorziehen, Letzteres lokal aufzutragen, so könnten Sie damit ebenso erfolgreich sein. In der Tat leiden einige, wenn auch wenige Menschen bei regelmäßiger MSM-Zufuhr unter einer vermehrten Gasbildung im Darm. Falls die verschiedenen Möglichkeiten (siehe Seite 64 f.) zur Verhinderung dieser unangenehmen Nebenwirkung wider Erwarten nichts bewirken sollten, stellt für einige Betroffene die äußerliche Anwendung von MSM eine gute Alternative dar.

Schnarchen

Lageabhängige Flatterbewegungen des erschlafften Gaumense-
gels in gewissen Schlafphasen erzeugen das ruhestörende Geräusch, das als „Schnarchen" bezeichnet wird. Zu spätes Essen,
Alkohol und Schlafmittel fördern die Bereitschaft zu schnarchen.
Zuweilen steigert sich dieses Geräusch bis zu einem weit über den
Schlafraum hinaus vernehmbaren Lärm. Der Schnarcher selbst
merkt davon in aller Regel nichts. In erster Linie steht bei den negativen Auswirkungen des Schnarchens die Ruhestörung der
Angehörigen im Vordergrund. Treten neben dem Schnarchen
Zeiten von kurzen Atemunterbrechungen von mehr als zehn Se-
kunden Dauer auf, so kann das Schnarchen auch für den Schnarcher selbst unangenehme Folgen haben. Die Medizin bezeichnet
diese Phasen als so genanntes „Schlafapnoesyndrom". Durch die
damit verbundene mangelhafte Sauerstoffversorgung des Ge-
hirns können vielfältige Gesundheitsrisiken entstehen. Ob es sich
im Einzelfall tatsächlich um ein behandlungsbedürftiges Apnoe-
syndrom handelt, muss unter ärztlicher Aufsicht in einem
Schlaflabor abgeklärt werden.

Erfolgsrezept gegen Schnarchen

Schnarcher ohne diese auffälligen Atemstillstandsphasen sollten
ihrer Umwelt zuliebe und um erfrischter und ausgeruhter morgens aufzuwachen die folgende Behandlung ausprobieren:
Stellen Sie eine gesättigte MSM-Lösung her: Lösen Sie unter
stetigem Umrühren Pulver in lauwarmem Wasser auf, bis sich
MSM am Boden niederzuschlagen beginnt.
* Gurgeln Sie etwa 15 Minuten vor dem Schlafengehen mit dieser Lösung für etwa 3 Minuten.

- Wiederholen Sie dieses Prozedere jeden Abend vor dem Schlafengehen, bis beim Schlafen Ruhe eintritt, eventuell benötigen Sie dafür mehrere Wochen Geduld.
- Beginnen Sie von Neuem, falls der Erfolg nachzulassen droht.
- Sollten Ihre Bemühungen mit dem alleinigen Gurgeln von MSM erfolglos bleiben, versuchen Sie die Kombination aus Gurgeln und schluckweisem Trinken, bevor Sie die Flinte ins Korn werfen.

Ein Nasenspray mit MSM zur Behandlung des Schnarchens ist in den USA übrigens zum Patent angemeldet.

Hilfe bei Allergien

Allergien auf tierische und pflanzliche Stoffe sowie auf Nahrungsmittel, Zusatzstoffe und Medikamente sind heutzutage ein weit verbreitetes Leiden. Obwohl die Medizin in den letzten Jahrzehnten zweifellos Erfolge in der Behandlung von Allergien erzielen konnte, leiden Millionen unter den mitunter zeitraubenden und kostspieligen Behandlungen sowie dem Diktat der regelmäßigen Einnahme antiallergischer Medikamente, die oft auch keine hundertprozentige Befreiung von lästigen allergischen Symptomen gewährleisten. Andererseits ist vielen Menschen noch gar nicht bewusst, dass ihrer ständigen Anfälligkeit für Nebenhöhlenentzündungen eine allergische Reaktion zugrunde liegt.

Mehr zufällig beobachteten viele Menschen, die MSM zur täglichen gesunden Ergänzung ihrer Ernährung einnahmen, dass sich zum Beispiel nicht nur ihre Arthrose besserte, sondern auch ihr Heuschnupfen. In vielen Fällen treten positive Nebenwirkungen wie diese eher langsam und schleichend auf, so dass sie anfangs oft unbemerkt bleiben. Erst wenn die gewohnheitsmäßige Einnahme antiallergischer Medikamente im Frühjahr ausbleibt oder reduziert wird, ist den Betroffenen bewusst, dass MSM noch weitere Vorteile für sie hat.

So erging es in der Vergangenheit einer ganzen Reihe von Patienten in meiner Praxis und in den Praxen befreundeter Therapeuten, so dass ich diese Substanz mittlerweile bei Allergien, insbesondere bei jahreszeitlich bedingtem Heuschnupfen, direkt empfehle.

Wie im Kapitel „Schnarchen" näher beschrieben, kann es beim Heuschnupfen auch günstig sein, mit einer gesättigten

MSM-Lösung vor dem Schlafengehen (und eventuell auch morgens) zusätzlich zu seiner Einnahme einige Minuten lang zu gurgeln.

Entgiftung

In der heutigen Zeit ist der Mensch einer nie zuvor erreichten Zahl möglicherweise giftiger chemischer Substanzen ausgesetzt. Der *Chemical Abstract Service,* ein Verzeichnis aller von Chemikern hergestellten Verbindungen, dokumentierte 1954 etwa 600 000 chemische Substanzen, die bis zu diesem Zeitpunkt bekannt waren. In den folgenden Jahren entwickelte sich die Chemie rasend schnell, so dass allein 1992 nochmals 600 000 synthetische chemische Verbindungen hinzukamen. Der Gesamtbestand von künstlich hergestellten Chemikalien dürfte bis heute auf mehr als 15 Millionen Substanzen angestiegen sein.

Lediglich ein Bruchteil dieser Stoffe ist bezüglich ihrer Auswirkungen auf Gesundheit und Umwelt geprüft worden. Leider sind Fachleute noch immer allzu leicht geneigt, die Gefahr, die von potentiell schädlichen Substanzen ausgeht, zu verharmlosen. Skepsis im Umgang mit veröffentlichten Daten über die Harmlosigkeit chemischer Stoffe ist unbedingt ratsam! Auch der paradoxe Umstand, dass Quecksilber in Amalgamfüllungen weiter zugelassen ist und primär als „unschädlich" angesehen wird (und andererseits schon in geringsten Spuren als umweltschädlich gilt und nicht ins Grundwasser eingeleitet werden darf!), zeigt die Tendenz „fauler" Kompromisse, die Lobbyisten und Politiker zum Nachteil von Mensch und Umwelt geschlossen haben.

Ein weiterer wichtiger Aspekt, der in der öffentlichen Diskussion über die Schädlichkeit chemischer Stoffe häufig vernachlässigt wird, ist der Unterschied zwischen akuter und chronischer Vergiftung. Der Mensch ist den Giftstoffen aus der Umwelt meistens über Jahre ausgesetzt. Die tägliche Dosis erscheint Fachleuten meist nicht sonderlich gefährlich beziehungsweise berücksichtigenswert. Dass sich Giftstoffe über Jahre durchaus in relevanten Konzentrationen im Menschen ansammeln können, zeigt sich in dem makaberen Umstand, dass sich die Krematorien einer stetig steigenden Schadstoffkonzentration ausgesetzt sehen und vom Gesetzgeber gezwungen werden, mit großem Kostenaufwand immer neue Filter zur Schadstoffbindung zu installieren.

Leider besitzt der Mensch für die meisten Schadstoffe keine untrügliche Sinneswahrnehmung, die ihn warnen könnte, so dass er etwa Räume mit hoher Schadstoffkonzentration verlassen oder stark kontaminierte Nahrungsmittel nicht zu sich nehmen würde. Auch kann die individuelle Schadstoffbelastung eines Menschen nicht genau erfasst und gemessen werden, da toxische Substanzen unter anderem tief in Organ- und Fettgewebe, in das Gehirn sowie ins Knochenmark eingelagert werden, wo sie mit Hilfe klassischer Messverfahren, auch nach Gabe von Entgiftungssubstanzen, wie DMPS, Chlorella und C.G.F., nicht immer nachweisbar sind. Deshalb ist es in heutiger Zeit wichtiger denn je, die körpereigenen Stoffwechselvorgänge zur Entgiftung ständig bei ihrer Arbeit zu unterstützen.

MSM hat sich in kurzer Zeit einen festen Platz in den Behandlungsprotokollen derjenigen Therapeuten erobert, die sich ernsthaft und gezielt mit dem Thema „Entgiftung" beschäftigen. Auf welche Weise es die Entgiftung des Körpers fördert, ist noch nicht genau bekannt. Schwefel ist allerdings in der Lage, Schwermetalle wie Quecksilber und Cadmium zu binden. Als sehr wahrscheinlich gilt auch, dass MSM die körpereigene Entgiftung über die Bildung der schwefelhaltigen Aminosäure Cystein unterstützt. Diese ist an der Bildung des Enzyms Glutathion beteiligt. Dies ist ein wichtiges Antioxidans in der Zelle und macht freie Radikale unschädlich. Darüber hinaus spielt Glutathion in der Leber eine bedeutende Rolle bei der Entgiftung von Schadstoffen aus der Umwelt.

Mit seinem breiten Spektrum positiver Wirkungen kann die Substanz MSM in jedem Fall bei dem Verdacht auf chronische Toxinbelastung eingenommen werden. Sie stellt eine sinnvolle Ergänzung der Ernährung in Zeiten der Entgiftung dar. Wasser ist zur Ausscheidung von Giftstoffen über Darm und Nieren außerdem sehr wichtig! Bitte achten Sie auf Einhaltung einer täglichen Trinkmenge von mindestens 1,5 Litern Wasser. Ein Teil dieser Trinkmenge kann natürlich auch über Tee oder Fruchtsaft gedeckt werden. Immer wieder stelle ich fest, dass während einer Entgiftung zu wenig getrunken wird, was die häufigste Ursache für Müdigkeit und Kopfschmerzen ist.

MSM einnehmen – aber wie?

In Deutschland ist MSM in loser Form als Pulver oder in Kapseln erhältlich. Die Kapselform hat den Vorteil, dass die tägliche Dosierung exakt bestimmt werden kann. Das ist gerade am Anfang (während der Phase, in der man seine individuelle Dosis finden möchte) günstig, da man oft zu Beginn noch nicht weiß, welche Dosis notwendig und bekömmlich ist. Viele Therapeuten sind, was die genaue Dosierung anbelangt, noch nicht erfahren und können oft nicht mit allgemeinen Mengenangaben weiterhelfen.

Ein zusätzliches Problem bei solchen allgemeinen Empfehlungen zur Dosierung von MSM ergibt sich aus der in ihrer Bedeutung für den therapeutischen Alltag oft unterschätzten biochemischen Individualität des Menschen. Trotz des gemeinsamen genetischen Ursprungs unterscheiden sich alle Menschen zum Teil erheblich in ihrer biochemischen Reaktion auf äußere Einflüsse. Das bedeutet, dass bei gleichen gesundheitlichen Störungen der eine 2 Gramm dieser Schwefelverbindung täglich benötigt, während ein anderer vier und mehr Gramm nehmen muss, um Linderung oder sogar Beschwerdefreiheit zu erfahren. Bitte berücksichtigen Sie diese Informationen bei der Auswahl Ihrer individuellen täglichen Dosis. Am besten befragen Sie zuvor Ihren Arzt oder Heilpraktiker.

Empfehlungen zur Dosierung

Zur allgemeinen Förderung der Leistungsfähigkeit und zur Erhaltung der Gesundheit sind täglich 0,5 bis 2 Gramm MSM empfehlenswert. Um therapeutische Wirkungen zu erzielen, ist eine langsame Steigerung auf 3 bis 4 Gramm täglich oft ausreichend. Viele Patienten benötigen schließlich 6 bis 10 Gramm täglich.

Diese Menge ist ausreichend, um auch bei schweren Erkrankungen spürbare Linderung zu erfahren. Aus der Literatur geht hervor, dass täglich sogar bis zu 40 bis 60 Gramm MSM eingenommen werden. Dies geschieht allerdings selbstverständlich unter ständiger ärztlicher Kontrolle und ist wenigen Extremfällen vorbehalten.

Generell empfehle ich die Einstiegsdosis mit etwa 0,25 Gramm (250 mg) MSM niedrig zu halten und die Tagesration langsam, etwa jeden zweiten oder dritten Tag um 0,25 Gramm (250 mg), zu steigern. Die Aufteilung einer höheren Dosis auf zwei bis drei Einnahmen täglich ist günstig, da der Körper mit der Aufnahme einer einzelnen hohen Dosis überfordert sein könnte. Das führt zu unnötigem Verlust, da überschüssiges MSM mit dem Stuhl wieder ausgeschieden wird. Außerdem könnten sich bei einer Einzelgabe pro Tag leichter unangenehme Blähungen einstellen. 2 Gramm können Sie zum Beispiel auf zweimal 1 Gramm pro Tag oder viermal 0,5 Gramm verteilen.

Versuchen Sie die letzte Einnahme am Tag möglichst nicht auf die Zeit vor dem Schlafengehen zu legen. Im Einzelfall kann MSM ihr Energieniveau kurzfristig anheben und das Einschlafen verzögern. Deshalb sollte die Einnahme vor 18 Uhr erfolgen. Falls Sie schließlich 4 Gramm und mehr täglich zu sich nehmen, könnten Sie die Substanz auch einfach in Pulverform teelöffelweise in Wasser, Tee oder Fruchtsaft eingerührt trinken. Der Geschmack ist je nach Konzentration mehr oder weniger bitter, weshalb viele Menschen Grapefruitsaft zum Auflösen des Pulvers bevorzugen. Ein Teelöffel entspricht etwa 4 Gramm MSM-Pulver.

Obwohl viele Menschen MSM problemlos auf nüchternen Magen zu sich nehmen, empfehle ich, es als echte Nahrungsergänzung zur Mahlzeit oder danach einzunehmen. Der Organismus ist in dieser Zeit besonders aufnahmebereit.

Nebenwirkungen

Grundsätzlich ist die tägliche Nahrungsergänzung mit MSM *sicher und nebenwirkungsfrei!* Ein Überschuss an MSM wird über Stuhl und Urin ausgeschieden.

In Ausnahmefällen werden insbesondere bei Einnahme hoher Einzeldosen (bei 4 Gramm und mehr) Irritationen des Magen-Darm-Traktes mit vermehrter Gasbildung und häufigerem Stuhlgang beobachtet. Diese Symptome sind nach Absetzen von MSM rasch verschwunden. Oftmals sind die Betroffenen erfolgreicher, wenn sie langsam bis knapp unterhalb die zuletzt nicht tolerierte Dosis gehen und die Tagesration auf mehrere Einnahmen pro Tag aufteilen.

In den sehr seltenen Fällen einer individuell zu hohen Start-dosis von mehreren Gramm MSM pro Tag können leichte flüchtige Kopfschmerzen entstehen. Beginnen Sie in diesem Fall nach einer Pause mit einer deutlich niedrigeren Dosis. Theoretisch ist es möglich, dass MSM bei höheren Dosierungen mit der labor-chemischen Testmethode zur Bestimmung der Leberenzyme interferiert. Dadurch könnten falsch positive Leberwerte im Blut-test auffallen. Dies hat absolut nichts mit einer Belastung der Le-ber durch diese Substanz zu tun. Es handelt sich lediglich um die theoretische Möglichkeit der Wechselwirkung zwischen der Be-stimmungsmethode und MSM. Am besten setzen Sie dies Sub-stanz einige Tage vor einem Bluttest, bei dem auch die Leber-werte bestimmt werden sollen, ab und setzen die Einnahme nach der Blutabnahme fort.

Gelegentlich kann sich nach lokaler Anwendung von MSM-Lösungen auf der Haut eine Rötung entwickeln. Sie ist harmlos und geht nach kurzer Zeit von allein wieder zurück. Bevor Sie die Lösung anschließend erneut äußerlich auftragen, sollten Sie je-doch die MSM-Menge reduzieren. Führt auch diese Verringerung zu einer Rötung, ist zu prüfen, ob Sie nicht besser auf die äußer-liche Anwendung verzichten.

Wechselwirkung mit Medikamenten

Falls Sie Medikamente zur „Blutverdünnung", wie Marcumar, Heparin oder Aspirin einnehmen, sollten Sie vor dem Beginn ei-ner Behandlung mit MSM Ihren Arzt um Rat fragen. Äußert Ihr Arzt keine Bedenken, so beginnen Sie mit einer kleinen täglichen Dosis von 0,125–0,250 Gramm und erhöhen diese langsam unter wiederholter Kontrolle Ihrer Gerinnungswerte.

Sollten Sie den Eindruck haben, dass sich Ihre Blutungszeit verlängert, konsultieren Sie bitte einen Arzt.

MSM-Allergie

Grundsätzlich kann jeder Mensch selbst gegen allgemein harmlose Stoffe allergische Reaktionen zeigen. Wenn Sie zu den Menschen gehören, die bereits unter Allergien leiden oder leicht empfindlich reagieren und schon bei geringen Konzentrationen Unwohlsein entwickeln, sollten Sie auch mit MSM überaus vorsichtig beginnen und zuvor unbedingt Ihren Arzt befragen.

Eine Sulfit-Allergie ist kein Grund, auf MSM zu verzichten. Dies ist eine organische Schwefelverbindung und kein Sulfit! Sulfit wird als Konservierungsmittel vielen Lebensmittel beigemengt und befindet sich in relativ hohen Konzentrationen im Wein.

Wie hätten Sie es gern? – MSM als Pulver, Kapseln oder Gel

MSM wird hauptsächlich als weißes kristallines und geruchloses Pulver in reiner Form vertrieben. Auch Kapseln mit reinem Pulver sind erhältlich. Möglicherweise stellt Ihr Apotheker Ihnen auf Wunsch solche Kapseln her. Wenn Sie MSM zum Gurgeln benutzen oder äußerlich anwenden wollen, lösen Sie es vorher einfach in Wasser auf. Zugegebenermaßen ist die äußerliche Anwendung einer wässrigen Lösung nicht sehr komfortabel. Sie sollten deshalb Ihren Apotheker nach einer möglichen Zubereitung in Gelform oder Ähnlichem fragen.

In den USA sind bereits seit Jahren eine bunte Palette verschiedenster Darreichungsformen dieser Schwefelverbindung erhältlich, zum Beispiel Kosmetikartikel, Cremes gegen Sonnenbrand, Shampoos, Lotionen und Cremes, Gels, Tropfen, Tabletten, Kapseln und natürlich Pulver.

Auf Qualität achten

Reines MSM-Pulver ist, wie bereits erwähnt, geruchlos, weiß und kristallin. Meine Empfehlungen setzen voraus, dass Sie ausschließlich MSM in seiner reinsten Form zur Nahrungsergänzung wählen. Falls Sie Zweifel an der Qualität hegen, fordern Sie ein Analysezertifikat an, das höchste Reinheit bestätigt. Letztlich kann jedoch nur eine von Ihnen in Auftrag gegebene Analyse in einem renommierten Labor Klarheit schaffen. Die Bestätigung der Reinheit ist wichtig, da Beimengungen jeglicher Art die Wirkung der Substanz negativ beeinflussen können. Der Nachweis der Reinheit kann Sie vor unangenehmen Folgen bewahren.

Achten Sie außerdem darauf, dass das Produkt, für das Sie sich entscheiden, eine Chargennummer aufweist. Mit ihrer Hilfe kann bei Qualitätsproblemen leichter recherchiert werden, woher die Ware kommt und wo sie abgepackt wurde.

Antworten auf die häufigsten Fragen zum Thema

Bei mir wirkt MSM nicht. Welche Gründe könnte es dafür geben?
In der Tat erzielt nicht jeder, der MSM einnimmt, die Erfolge, die er sich erhofft. Bevor Sie akzeptieren, dass es ohne spürbare Wirkung bleibt, sollten Sie die folgenden Hinweise prüfen, die manch enttäuschtem Anwender doch noch zu einem Erfolgserlebnis verhalfen:

1. MSM braucht Zeit, um seine Wirkung zu entfalten. Haben Sie Geduld; bis es auch bei Ihnen eine spürbare Wirkung zeigt, können einige Wochen vergehen.
2. Vielleicht haben Sie mit einer zu hohen Dosis begonnen und entwickelten Befindlichkeitsstörungen, die Sie veranlassten, mit einer zu niedrigen Dosis fortzufahren.
3. Vielleicht sollten Sie Ihre derzeitige Dosis weiter steigern.

Kann ich mit MSM meine Konzentrationsfähigkeit verbessern?
Zu diesem Thema liegen mir keine Untersuchungen vor. Ich habe jedoch gelesen, dass MSM in Einzelfällen eine subjektive Verbesserung der Konzentrationsfähigkeit bewirkte. In jedem einzelnen Fall käme es auf einen Versuch an.

Ich nehme regelmäßig Medikamente gegen meine Arthrose ein. Kann ich sie absetzen, wenn ich MSM einnehme?
Eventuell später, aber nicht sofort.

Sobald Sie das Gefühl haben, dass MSM Ihre Beschwerden lindert, können Sie in Absprache mit Ihrem Arzt versuchen, die Dosis der Medikamente herabzusetzen beziehungsweise einzelne

Medikamente ganz abzusetzen. Generell sollten Sie eine Veränderung der Medikation stets mit Ihrem Arzt vorher absprechen.

Ich habe Alterszucker und muss Medikamente nehmen, kann MSM mir helfen, davon loszukommen?
Möglicherweise ist MSM in der Lage, die Aufnahme von Zucker in die Zelle zu verbessern. Ob diese gelegentlich zu beobachtende

Verbesserung des Zuckerstoffwechsels auch bei Ihnen auftritt und zudem bewirkt, dass Sie weniger Medikamente zur Behandlung benötigen, ist überaus zweifelhaft. MSM ist ein Nahrungsergänzungsmittel und kein Medikament – auch nicht bei *Diabetes mellitus.*

Überlegen Sie doch einfach, ob es andere Gründe gibt, MSM mit mehr Aussicht auf Erfolg zu nehmen.

Mein Arzt hält nichts von MSM und meint, ich solle für so einen Quatsch kein Geld ausgeben. Ich würde MSM aber gern ausprobieren und mit meinem Arzt darüber sprechen.

Leider höre ich solche Äußerungen von Kollegen nur allzu oft. Ich vermute, dass sich hinter solchen unsachlichen Äußerungen schlicht Unkenntnis verbirgt.

Nahrungsergänzungsmittel haben bei deutschen Ärzten einen schweren Stand. Entweder werden sie von den offiziellen Standesvertretungen und ärztlichen Medien nicht erwähnt oder vorschnell mit zum Teil unsachlichen Argumenten abqualifiziert. In der Tat können für Nahrungsergänzungsmittel oft nicht die geforderten großen Studien erbracht werden. Dies hat zumeist einen einfachen Grund: Nahrungsergänzungsmittel lassen sich nicht patentrechtlich schützen, so dass kaum eine Pharmafirma gewillt ist, Millionen in die Forschung zu stecken, ohne hinterher mit dem Schutz des Patentes im Rücken garantiert ein Vielfaches dieses Betrages wieder „einspielen" zu können.

Falls Ihr Arzt seine Ablehnung nicht sachlich begründen kann, bitten Sie Ihn doch, sich nach MSM zu erkundigen. Dazu kann er im Internet auf die Unterstützung allgemeiner und spezieller Suchmaschinen zurückgreifen. Wichtige Suchbegriffe wären neben „MSM" beispielsweise „Dimethylsulfon", „polar solvents" und „DMSO". Eventuell ist es Ihnen möglich, Ihren Arzt dabei zu unterstützen (siehe auch unter „Literatur" am Ende dieses Buches). Nehmen Sie die Verantwortung für Ihre Gesundheit selbst in die Hand. Verschaffen Sie sich Informationen. Werden Sie selbst in höchstem Maße kompetent. Suchen Sie auf Ihrem Weg fachlich und menschlich kompetente Hilfe.

Im Zusammenhang mit MSM ist oft von Mikronährstoffen die Rede. Der Begriff „Mikronährstoff" klingt irgendwie unwichtig und nach mangelnder Bedeutung. Was sind Mikronährstoffe? Wozu brauchen wir sie?

In der Ernährung des Menschen unterscheidet man zwischen Makronährstoffen und Mikronährstoffen. Makronährstoffe sind Fett, Kohlenhydrate und Proteine. Sie stellen die Basis der Ernährung dar und dienen der Versorgung mit Bausteinen und Kalorien. Die Mikronährstoffe wie Vitamine, Spurenelemente und Mineralien sind als „Zündfunken" des Stoffwechsels ebenso unerlässlich wie eine ausreichende Versorgung mit Makronährstoffen. Erst beide Nährstoffklassen zusammen ergeben die Möglichkeit eines optimal funktionierenden Stoffwechsels. Selbst mit ausreichender Makronährstoffversorgung läuft der Mensch Gefahr zu sterben, wenn gleichzeitig ein absoluter Mikronährstoffmangel vorliegt. In der täglichen Nahrung sind Makro- und Mikronährstoffe eng miteinander verbunden und werden in aller Regel gemeinsam aufgenommen.

MSM ist natürlicher Lieferant des Mikronährstoffes Schwefel. Während ein Zuviel oder Zuwenig an Makronährstoffen mit gesundheitlichen Nachteilen wie Unter- oder Übergewicht einhergeht, entfalten manche Mikronährstoffe bei erhöhter Zufuhr neben der Erfüllung eines definierten Grundbedarfes auch ganz eigene positive Wirkungen. MSM ist ein Beispiel dafür, denn alle positiven Wirkungen lassen sich nicht mit einer reinen Bedarfsdeckung erklären. Diesbezüglich ist es mit Vitamin C vergleichbar.

Kann MSM bei Krebs helfen?
Im Tierversuch konnte bei künstlich induzierten malignen Tumoren des Dickdarms und der Brust bei den mit MSM gefütterten Tieren eine Verzögerung der Krebsentstehung beobachtet werden. Dadurch verlängerte sich die Überlebenszeit im Vergleich zur Kontrollgruppe. Bislang existieren keine wissenschaftlichen Untersuchungen zum Thema „Krebsbehandlung mit MSM". MSM ist kein Medikament, erst recht kein Medikament zur Krebsbehandlung. Dennoch könnten Krebserkrankte in vielfältiger Weise von dieser Substanz profitieren, etwa bei der Linderung von Schmerz und Entzündung.

Stimmt es, dass MSM meinen Säure-Basen-Haushalt normalisiert?
Zu diesem Thema liegen mir keinerlei Untersuchungen vor. Den gesamten Säure-Basen-Haushalt zu verstehen ist äußerst schwierig. Die Blutwerte zur Untersuchung des Säure-Basen-Haushaltes sind mit Ausnahme schwerer Erkrankungen sehr stabil und sagen über den pH-Wert einzelner Körperregionen nichts aus.

Dürfen meine Haustiere auch MSM bekommen?
DMSO und MSM werden bei Rennpferden schon seit langem äußerlich angewendet, um Verletzungen vorzubeugen und Muskelkrämpfen und Muskelsteifheit zu behandeln. Eine tägliche Dosis von etwa 1 bis 2 Gramm MSM, dem täglichen Tierfutter beigefügt, kann zur Gesunderhaltung von Haustieren wie Hunden und Katzen beitragen.

Ich habe gehört, dass MSM meinen Cholesterinspiegel senken kann. Stimmt das?
Ergebnisse wissenschaftlicher Untersuchungen liegen mir dazu bislang nicht vor. In meiner Praxis habe ich diesbezüglich noch keinen auffälligen Trend beobachtet.

Monatelang habe ich unter Fieber und Bauchschmerzen gelitten.
Jetzt wurde bei mir die Diagnose einer Divertikulitis gestellt. Ich bin
sehr in Sorge - kann MSM meine Krankheit heilen?

Nein, MSM kann ihre Krankheit nicht heilen. Die Wand ihres Dickdarmes ist an manchen Stellen ausgesackt und hat sich entzündet. Die Aussackungen, auch „Divertikel" genannt, sind nur chirurgisch entfernbar, denn von allein gehen sie nicht mehr weg. Allerdings kann MSM helfen, die Entzündungsneigung der Divertikel zu unterdrücken. Beginnen Sie mit einer niedrigen Dosis von MSM, um die seltene, aber in Ihrem Fall besonders unangenehme Nebenwirkung der Entstehung von Blähungen zu vermeiden.

Literatur

Bücher

Christy, M. M.: *MSM*, Scottsdale, Arizona: Wishland Publishing, 1997

Gerhardt, J. J.: *Documentation of Joint Motion*, P.O. Box 22248, Portland, Oregon 97222 USA: ISOMED, 1992

Jacob, St. W./Lawrence, R. M./ Zucker, M.: *The miracle of MSM. The natural solution for pain*, New York: Berkley Books, 1999

Ley, B. M.: *The forgotten nutrient MSM*, Aliso Viejo, California: BL Publications, 1998

Williams, R. J.: *Biochemical Individuality - The key to understanding what shapes your health*, New Canaan, Conneticut: Keats Publishing, 1998

Williams, D. G.: *DMSO - The complete Up-to-Date Guidebook*. Mountain Home Publishing, Special Supplement to Alternatives, 1994

Wissenschaftliche Artikel

Alam, S. S./Layman, D. L.: „Dimethyl sulfoxide inhibition of prostacyclin production incultured aortic endothelial cells", in: *Annals of the New York Academy of Sciences*. Vol. 411, 318-20, New York, 1983, S. 318-320

De la Torre, J. C. (Hrsg.): „Biological actions and medical applications of dimethyl sulfoxide", in: *Annals of the New York Academy of Sciences*. Vol. 411, New York, 1983

Demos, C. H./Beckloff, G. L., et al.: „Dimethyl sulfoxide in musculoskeletal disorders", in: *Annals of the New York Academy of Sciences* 141 (1), 1967, S. 517-523

Gessler, N. N./Bezzubov, A. A./Podlepa, E. V./Bykhovskii, V. I.: „Metabolism of S-methylmethionine (vitamin U) in animals", in: *Prikl. Biokhim. Mikrobiol.* 27 (3), 1991, S. 358-364

Gorog, P./Kovacs, I. B.: „Effect of dimethyl sulfoxide (DMSO) on various experimental inflammations", in: *Current Therapeutic Research, clinical and experimental* 10 (9), 1968, S. 486-492

Grushkov, V. M./Todoriv, V. D.: „Treatment of herpes zoster with dimethyl sulfoxide", in: *Vrachebnoe delo* (1), 1978, S. 116-118

Heikkila, R. E.: „The prevention of alloxan-induced diabetes in mice by dimethyl sulfoxide", in: *European Journal of Pharmacology* 44 (2), 1977, S. 191-193

Jacob, St. W./Wood, D. C., et al.: „Therapeutic potential of dimethyl suloxide (DMSO) in aerospace medicine", in: *Aerospace Medicine* 40 (1), 1969, S. 75-84

Jacob, St. W./Wood, D. C.: „Dimethyl sulfoxide (DMSO)", in: *Toxicology, Pharmacology and Clinical Experience*. 114 (3), 1967, S. 414-426

Jacob, St. W.: „MSM", in: *TotalHealth* Vol. 20 Nr. 1, Feb./März 1998, S.30-31

Klandorf, H./Chirra, A. R./DeGruccio, A./Girman, D. J.: „Dimethyl sulfoxide modulation of diabetes onset in NOD mice", in: *Diabetes* 38 (2), 1989, S. 194–197

Layman, D. L./Jacob, St. W.: „The absorption, metabolism and excretion of dimethyl sulfoxide by rhesus monkeys", in: *Life sciences* 37 (25), 1985, S. 2431–2437

Layman, D. L.: „Growth inhibitory effects of dimethyl sulfoxide and dimethyl sulfone on vascular smooth muscle and endothelial cells in vitro", in: *In vitro Cell Dev. Biol.* 23 (6), 1987, S. 422–428

McCabe, D./O'Dwyer, P./Sickle-Santanello, B., et al.: „Polar solvents in the chemoprevention of dimethylbenzanthracene-induced rat mammari cancer", in: *Arch. Surg.* 121 (12), 1986, S. 1455–1459

Morton, J. I./Siegel, B. V.: „Effects of oral dimethyl sulfoxide and dimethyl sulfone on murine autoimmune lymphoproliferative Disease", in: *Proceedings of the Society for Experimental Biology and Medicine* 183 (2), 1986, S. 227–230

Murav'ev, I. V./Venikova, M. S., et al.: „Effect of dimethyl sulfoxide and gimethyl sulfone on a destructive process in the joints of mice with spontaneous arthritis", in: *Patol. Fiziol. Eksp. Ter.* (2), 1991, S. 37–39

N.N.: „Dimethyl sulfoxide (DMSO) ‚cure-all' of the 60's now approved as a topical treatment of horses", in: *Veterinary medicine, small animal clinican* 65 (11), 1970, S. 1051–1056

O'Dwyer, P. J./McCabe, D. P., et al. : „Use of polar solvents in chemoprevention of 1,2-dimethylhydrazine-induced colon cancer", in: *Cancer* 62 (5), 1988, S. 944–948

Richmond, V. L.: „Incorporation of methylsulfonylmethane sulfur into guinea pig serum proteins", in: *Life sciences* 39 (3), 1986, S. 263-8–268

Scholz, O. B.: „Schmerzmessung", in: Basler, H.-D., et al.(Hrsg.): *Psychologische Schmerztherapie,* Springer-Verlag, 1993, 2. Auflage, S. 207–227

Shaffer, Th. E., et al. : „Committee on Drugs and Committee on Sports Medicine", in: *Pediatrics* 71 (1), 1983, S. 76–77

Vuopala, U./Isomaki, H./Kaipainen, W. J.: „Dimethyl sulfoxide (DMSO) ointment in the treatment ofrheumatoid arthritis – a double blind study", in: *Acta Rheumatologica Scandinavica.* 15 (2), 1969, S. 139–144

Yamamoto, Y./Tsikas, D./Brunner, G.: „Enzimatic detoxification using lipophilic hollow-fiber membranes: III. Oxidation reactions of sulfides", in: *Artif. Organs* 13 (2), 1989, S. 103–108

Yoshimitsu, K./Koga, N., et al. : „Favorable effect of dimethyl sulfoxide on secondary amyloido in juvenile rheumatoid arthritis", in: *Pediatric Pharmacology* 4 (3), 1984, S. 177–181

Über den Autor

Dr. med. Frank Liebke (41, verheiratet, zwei Kinder, Hobby: aktiver Freizeitsportler) ist seit 1991 niedergelassener Arzt in Halstenbek bei Hamburg. Er hat sich spezialisiert auf den Gebieten der chronischen Erkrankungen, der Präventiv- und der Ernährungsmedizin, der Neural- und der Psychotherapie sowie der Sportmedizin. Er absolvierte zudem eine Ausbildung in Naturheilkunde und hält sich zu Studienzwecken regelmäßig in China, Taiwan, Japan und in den USA auf; seine Schwerpunkte sind dabei Chlorella, orthomolekulare Therapie und Neuralkinesiologie nach Dr. Klinghardt. Er übt eine vielfältige Seminar- und Vortragstätigkeit im In- und Ausland aus und schrieb bereits diverse Fachartikel sowie mehrere Bücher: *Algen* (Gräfe und Unzer, 1998), *Die Blutgruppendiät* (Falken, 2000), *Omega-3-Fettsäuren: Gesundheit aus dem Meer* (Falken, 2001), *Grünes Licht für die Gesundheit – fit mit dem natürlichen Wachstumsfaktor C.G.F.* (VAK, 2001).

Kontaktadressen

Mit Fragen zum Inhalt dieses Buches können Sie sich schriftlich an den Autor wenden:

Dr. med. Frank Liebke
Eidelstedter Weg 19
D-25469 Halstenbek

Bezugsquellen für MSM-Präparate können Sie erfragen bei:

VAK Verlags GmbH
Eschbachstraße 5
D-79199 Kirchzarten bei Freiburg
Tel. (00 49) (0) 76 61-98 71 50

F. Batmanghelidj:
Wasser hilft
Allergien – Asthma – Lupus
Ein Erfahrungsbuch

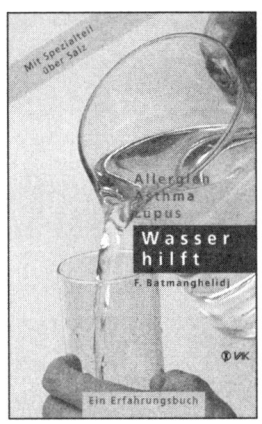

Der Autor dokumentiert seine Erfahrungen mit der Heilkraft reinen Wassers und zeigt auf: Unbeabsichtigte Austrocknung des Körpers verursacht zahlreiche schmerzhafte, degenerative Krankheiten. Er erklärt den Zusammenhang zwischen Wassermangel im Körper und Allergien, Asthma oder Lupus. F. Batmanghelidj gibt Antworten auf die häufigsten Fragen zu Asthma und Allergien und zitiert eindrucksvolle Berichte über die natürliche Linderung von Asthma.

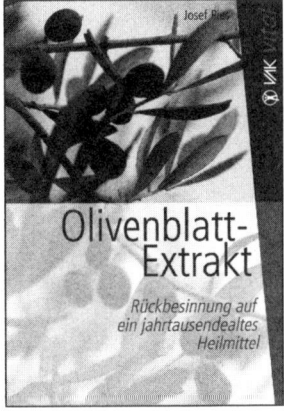

Josef Pies:
Olivenblatt-Extrakt
Rückbesinnung auf ein jahrhundertealtes Heilmittel

Seit Jahrhunderten wird der Ölbaum im Mittelmeerraum intensiv kultiviert und sowohl für die Ernährung als auch zur Behandlung von Krankheiten genutzt. Während die positiven Eigenschaften der Frucht den meisten Menschen bekannt sind, blieb das Wissen über die gesundheitsstärkenden Eigenschaften der Olivenblätter bisher nur einem kleinen Kreis vorbehalten.

In den 1960er Jahren begann man mit der systematischen wissenschaftlichen Erforschung der Inhaltsstoffe des Olivenblattes. Mittlerweile liegen sehr viele positive Erfahrungsberichte über seine Wirkung vor.

Josef Pies:
Immun mit kolloidalem Silber
Wirkung, Anwendung, Erfahrungen

Bis zum Beginn des letzten Jahrhunderts hatte kolloidales (= besonders fein verteiltes) Silber eine große medizinische Bedeutung, die seitdem immer stärker in Vergessenheit geriet. Populäres Beispiel: Unsere Urgroßmütter legten eine Silbermünze in Milch, um diese lange frisch zu halten. Heute wird die Wirkung von kolloidalem Silber wiederentdeckt.